歯科臨床のエキスパートを目指して　vol.I　コンベンショナル レストレーション

1
診査・診断と診断用ワックスアップ
Examination & Diagnosis

監　修　山﨑長郎
編　集　西川義昌　植松厚夫

医歯薬出版株式会社

This book was originally published in Japanese
under the title of:

SHIKARINSHŌ-NO EKISUPĀTO-O MEZASHITE — KONBENSHONARU RESUTORĒSHON: 1 SHINSA-SHINDAN-TO SHINDAN-YŌ WAKKUSUAPPU
(Going for becoming an expert on dental practice — Conventional Restoration: 1 Examination & Diagnosis)

Editors:

YAMAZAKI, Masao
  Harajuku Dental Office
NISHIKAWA, Yoshiaki
  Yoyogiuehara Dental Office
UEMATSU, Atsuo
  Uematsu Dental Clinic

© 2004 1st ed.

ISHIYAKU PUBLISHERS, INC.
  7-10, Honkomagome 1 chome, Bunkyo-ku,
  Tokyo 113-8612, Japan

「歯科臨床のエキスパートを目指して──Vol. I コンベンショナルレストレーション」執筆者一覧

1 診査・診断と診断用ワックスアップ

- 植松厚夫　　UEMATSU Atsuo
　　　　　　　〒222-0012　神奈川県横浜市港北区富士塚 1-1-9　アリマメディカビル 2 階　植松歯科医院

- 土屋賢司　　TSUCHIYA Kenji
　　　　　　　〒102-0093　東京都千代田区平河町 1-4-12　KDX 平河町ビル 1 階　土屋歯科クリニック& works

- 西川義昌　　NISHIKAWA Yoshiaki
　　　　　　　〒151-0064　東京都渋谷区上原 1-29-9　ロイヤルホームズ代々木上原 201　代々木上原デンタルオフィス

- 三田寿博　　MITA Toshihiro
　　　　　　　〒152-0023　東京都目黒区八雲 2-21-13　三田歯科技工所

- 山﨑長郎　　YAMAZAKI Masao
　　　　　　　〒150-0002　東京都渋谷区渋谷 2-1-12　パシフィックスクエア宮益坂上 4 階　原宿デンタルオフィス

（五十音順）

監修者の序
―コンベンショナルレストレーション発刊にあたって

　歯冠修復治療の目的は，この数十年変わることはなかった．おそらく，これからの数十年も変わることはないと思われる．すなわち，失われた，ないしは低下した機能と審美性を回復すること，そして，残存組織の保全を図るということは，歯冠修復治療の目的として変わることはないだろう．しかし，その目的を達成する技術，材料はもちろんのこと，治療技術を選択し，治療を確実にするための診査・診断の基本は，この十年で激変したといってよい．それは，歯冠修復治療そのものの進歩でもあるし，歯周治療，齲蝕，接着，マイクロスコープの導入などの周辺分野の進歩が歯冠修復治療の効果を向上させたという面もある．

　さて，歯冠修復治療における"激変"とは具体的に何かといえば，第一にあげるべきは1980年代においてわが国においても大きな話題となった「歯周補綴」の治療成績を向上させる際に検討が加えられた歯冠修復物と歯周組織との生物学的な関係が明確になったことである．このことは，歯冠修復治療の現代的な方法としてのインプラントに反映されることになり一層研究が集中的に進展し，その関係性は今ではかなり明確になったといえるだろう．つまり，これまでのように歯を対象とする場合でも，インプラントを対象とする歯冠修復治療においても，歯周組織の保全を図るうえでの基準を得ること，すなわち診査・診断を行うことができるようになったのである．また，このことにより，歯冠修復物を取り巻く軟組織の処置を確定的に行うことが可能となり，歯だけではなく歯周組織も含めた審美性の獲得を計画的に行うことができるようになった．

　次にあげるべきは，カリオロジーに基づく診査・診断とカリエスコントロール，そして接着による歯質保存可能性の拡大である．

　この二つの例にもみられるように，歯冠修復治療の目的は変化していないし，当面，変化することも考えられない．しかし，歯冠修復治療は，そのための診査・診断の基本を確立し，それに基づく治療術式を体系化している．その意味で，基本的な歯冠修復治療という意味での「コンベンショナルレストレーション」は，20世紀から21世紀にかけて大きく進歩した．

　今回刊行された第1巻から第5巻までは，コンベンショナルレストレーションの内容を横断的に整理したものである．是非ご一読いただきたい．

2004年6月
SJCDインターナショナル会長　山﨑長郎

序

　診査・診断——これまで，歯冠修復治療を行う上でどれほどの診査が行われ，それに基づいてどのようなプロセスで診断が下されてきただろうか．これまで「歯冠修復治療」のテーマは，「処置」，「材料」の側面からとりあげられることが多かったように思う．

　しかしながら，行うべき処置，材料の選択をするうえで，あるいは処置を行うか否かという点に立ち戻った場合も，歯冠修復治療のための診査・診断に関して整理されている必要がある．編者らもそのような内容をまとめた書籍の必要性を痛感してはいたものの，やはり，困難な作業であると感じている．それを編者らが中心になってまとめることになろうとは考えてもいなかった．

　さて，歯冠修復治療における診査・診断は，歯または歯質の欠損自体が治療の対象とされるものだが，病変部の診査・診断はカリオロジーに基づいて，歯周組織の診査・診断は歯周治療学の基本に基づいて，また，歯髄に関しては歯内療法に基づく診査・診断をイニシャルプレパレーションとして行う必要がある．

　しかし歯冠修復治療は，これだけでは十分ではない．歯冠修復治療の診査・診断の特徴は，最終的には歯冠の三次元的な構造を再構築するための診査・診断にある．実は，この歯冠修復治療を特徴づける診査・診断に関しては，その方法論が体系立てて紹介されていなかったためか，日常臨床ではほとんど行われていないようだ．しかし，たとえばプロビジョナルレストレーションを製作するという場合，その基準はどこにあるのだろうか．事前のシミュレーションを行うことは必須のはずである．そうでなければ必要以上の歯質を削除してしまったり，あるいは必要以上に支台歯を動員してしまったり，反対に過剰にリスクを温存して修復治療の予知性を低めてしまうことも避けられないだろう．プロビジョナルレストレーションを通じて，このような要素について最終的な決断を下すために，それに先立つ診査・診断がきわめて重要である．

　その具体的な方法論として，本巻では診断用ワックスアップについて，かなりの紙幅を割いて解説している．診断用ワックスアップという言葉自体が聞き慣れない読者も少なくはないだろうが，これは歯冠修復治療を行ううえで歯科医師として必須の診査・診断プロセスである．このためには，咬合診査に先立つ顎口腔機能の診査が必要であるし，また，咬合器の選択も重要で，この項目に関しても本書では解説を加えたつもりだ．

　最後に，なぜ，今「歯冠修復治療における診査・診断と診断用ワックスアップ」というテーマについてまとめることが可能になったかだが，それは，内外の臨床家，研究者の膨大な診査・診断に関するアセスメントとその術後経過に関するデータが蓄積されたことを抜きには語れない．そのような資料があったればこそ，私たちは確実な歯冠修復治療を行うことができるのである．

2004年6月
西川義昌　植松厚夫

歯科臨床のエキスパートを目指して

vol. I コンベンショナル レストレーション

Conventional Restoration 1 診査・診断と診断用ワックスアップ Examination & Diagnosis

監修 = 山﨑長郎　　編集 = 西川義昌　植松厚夫

目次

08	1	診断用ワックスアップにより歯冠外形と歯質切削基準を決定した 3+3 ポーセレンラミネートベニア症例 Porcelain laminate veneering case of the maxillary teeth 3+3 where the crown contouring and tooth reduction criteria were decided by diagnostic waxing-up ●山﨑長郎　YAMAZAKI Masao
10	2	診断用ワックスアップにより機能と審美性回復の基準を決定した オールセラミッククラウン修復例 All-ceramic crown restoration where the functional and esthetic restorative criteria were decided by diagnostic waxing-up ●山﨑長郎　YAMAZAKI Masao

修復治療における診査・診断　Examination/ diagnosis of restorative therapy

16	1	診断用ワックスアップの重要性 Importance of diagnostic waxing-up ●植松厚夫　UEMTSU Atsuo
22	2	診断用ワックスアップに至る基本的な診査 Fundamental examination that leads to diagnostic waxing-up ●西川義昌　NISHIKAWA Yoshiaki
36	3	診査・診断から診断用ワックスアップへ From examination/diagnosis to diagnostic waxing-up ●西川義昌　NISHIKAWA Yoshiaki
38	4	なぜ診断用ワックスアップは必要なのか Why is diagnostic waxing-up needed? ●植松厚夫　UEMATSU Atsuo

診断用ワックスアップの製作法　Fabrication of diagnostic waxing-up

52	1	診断用ワックスアップ製作のプロセス Fabrication process of diagnostic waxing-up ●植松厚夫　UEMATSU Atsuo ／三田寿博　MITA Toshihiro

イラストレーション＝神林光二／前川貴章／上村一樹／有）秋編集事務所
装丁・グラフィックデザイン＝梅村事務所

62	2	診断用ワックスアップのための咬合器の選択 Choice of the articulator for diagnostic waxing-up ●西川義昌　NISHIKAWA Yoshiaki
66	3	診断用ワックスアップのための器材 Diagnostic waxing-up tools and materials ●植松厚夫　UEMATSU Atsuo／三田寿博　MITA Toshihiro
70	4	診断用ワックスアップからプロビジョナルレストレーションへの移行 Transition from diagnostic waxing-up to provisional restoration ●植松厚夫　UEMATSU Atsuo／三田寿博　MITA Toshihiro

応用臨床例　Clinical applications

74	1	診断用ワックスアップでセントリックストップの回復を シミュレーションした症例 Case that simulated to restore the centric stop with diagnostic waxing-up ●西川義昌　NISHIKAWA Yoshiaki
82	2	慎重な診査が診断用ワックスアップを一層効果的にした ポーセレンラミネートベニア症例 Porcelain laminate veneering case where careful examination made diagnostic waxing-up all the more effective ●植松厚夫　UEMATSU Atsuo
88	3	診断用ワックスアップに基づく歯冠修復と矯正治療の インターディシプリナリーアプローチ Interdisciplinary approach of crown restoration and orthodontic therapy based on diagnostic waxing-up ●土屋賢司　TSUCHIYA Kenji

96	参考文献
97	索引

1 診断用ワックスアップにより歯冠外形と歯質切削基準を決定した 3⊥3 ポーセレンラミネートベニア症例

Porcelain laminate veneering case of the maxillary teeth 3⊥3 where the crown contouring and tooth reduction criteria were decided by diagnostic waxing-up

　本症例の患者は，審美障害を主訴として矯正治療を受けたものの，上顎前歯部の歯冠長の不揃いがあるのみならず歯肉レベルの不揃いも残しており，その改善を主訴として来院した．また，歯冠唇面には白斑も存在する．

　上顎前歯部の歯肉レベルの位置を非侵襲的に揃えることを目的として，再度，矯正治療を行うこととした．その結果，6前歯の切縁の位置が不調和となることは事前に予測していたが，この不調和は修復処置により揃えることとした．修復処置にあたって，削除量を最小限にとどめるため，どの歯を，どの程度の歯質削除で処置が可能であるか診断用ワックスアップにより診断をしたところ，1|1 中切歯切端と 2|2 側切歯の形態を修正するだけで調和を図ることができることが判断できた．そのため，1|1 中切歯唇側の歯質はほとんど切削をすることなく，修復処置に伴う最小限の侵襲で，最大の修復効果を得ることができた．

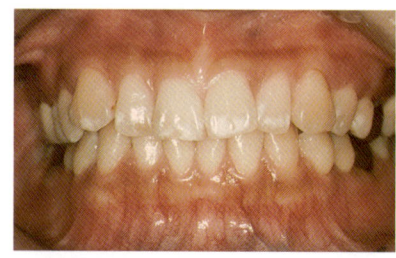
1-A

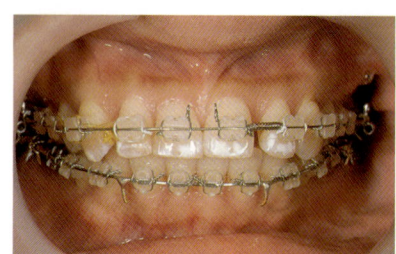
1-B

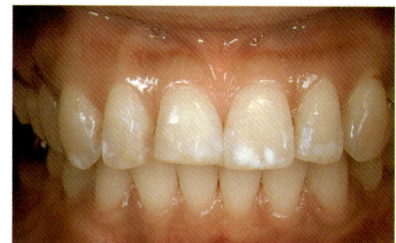
1-C

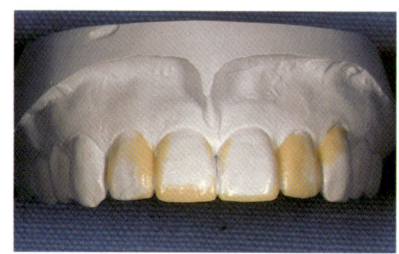
1-D

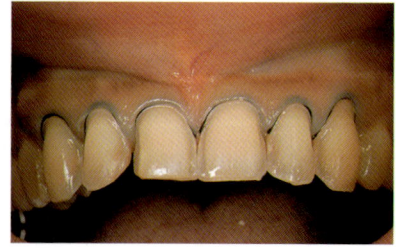
1-E

1-A 術前の口腔内所見．咬合平面の乱れ，犬歯の高位付着をはじめとする歯肉レベルの不揃い，歯の白斑が認められる

1-B 咬合関係の再構築も含めた矯正治療を行う．最終修復物にはポーセレンラミネートベニアを計画し，矯正医には，特に歯肉レベルの再構築を依頼した

1-C 矯正治療終了時．切縁レベルは不揃いであるが，歯列における歯の位置と歯肉レベルは整合性が得られている

1-D 診断用ワックスアップ．矯正治療により歯の位置はほとんど計画したところにあるため，切端レベルの整合性とわずかな歯冠外形の改善を行うだけで修復処置を行うことができることがわかる

1-E ポーセレンラミネートベニアの支台歯形成が終了した状態．1|1 切端はバットジョイント，3 2|2 3 は切端，尖頭のエナメル質を保存する侵襲の少ない形成である

1-F

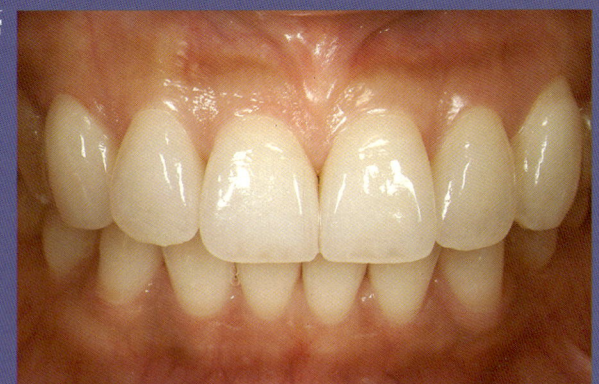

1-G1

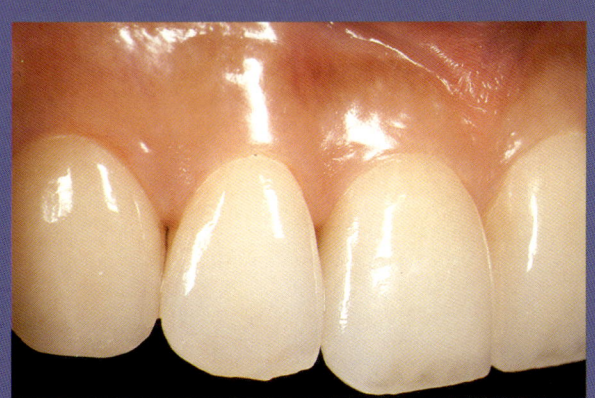

1-G2

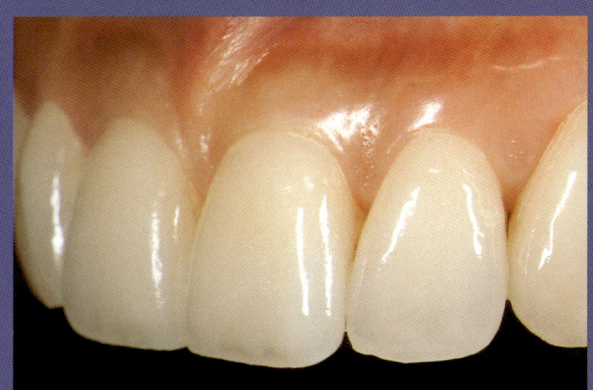

1-G3

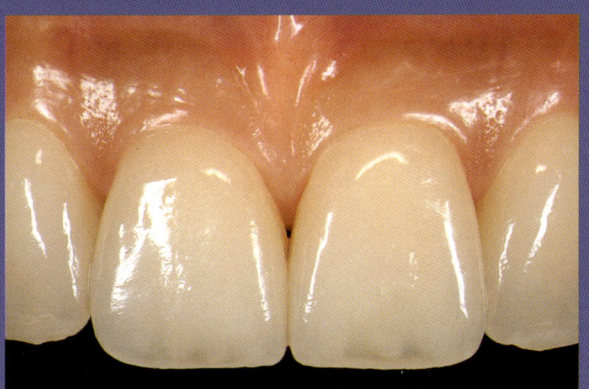

1-H

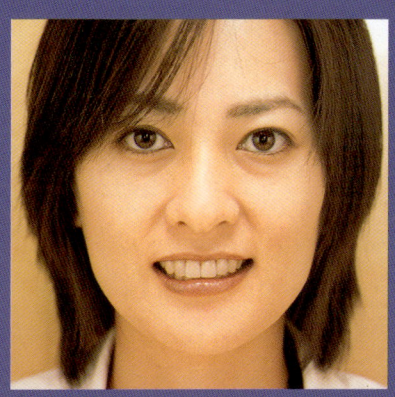

1-F　ポーセレンラミネートベニア装着時の状態．咬合関係，審美性の問題は矯正治療と修復治療により著しく改善されている

1-G　ポーセレンラミネートベニア装着後2年経過時．この患者の歯肉のバイオタイプは thin-scalloped タイプであるが，修復物としてポーセレンラミネートベニアを選択し，また，フィニッシュラインを歯肉縁上に設定してあるため，歯肉退縮はもちろん，炎症も見受けられない

1-H　ポーセレンラミネートベニアにより修復を完了した．スマイルラインも口唇と調和をしている

2 診断用ワックスアップにより機能と審美性回復の基準を決定したオールセラミッククラウン修復例

All-ceramic crown restoration where the functional and esthetic restorative criteria were decided by diagnostic waxing-up

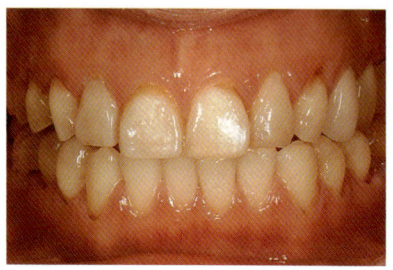
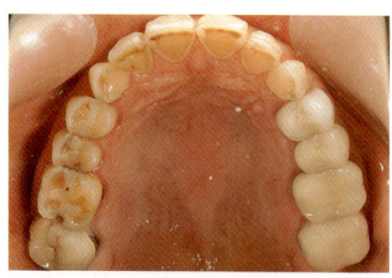
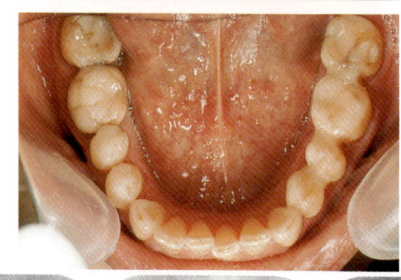

2-A1 術前の口腔内の状態
拒食症によるエナメルエロージョンおよび多発性齲蝕が認められる

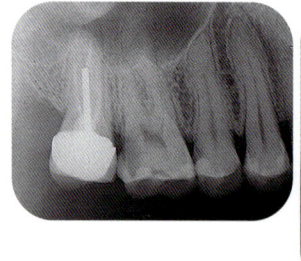
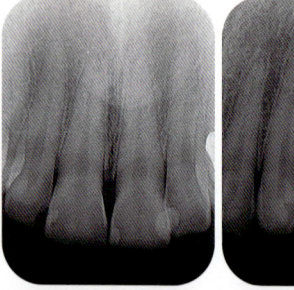
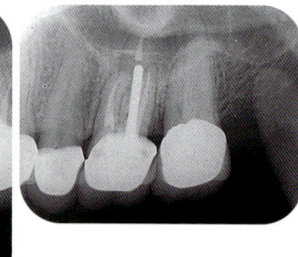
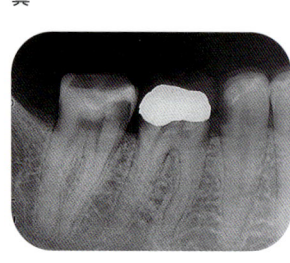
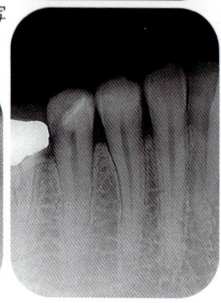
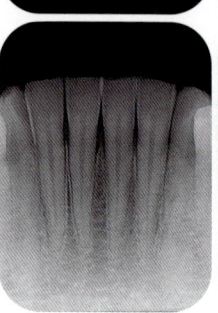
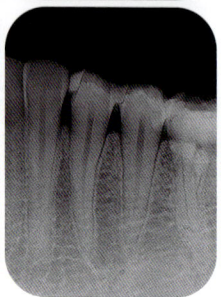
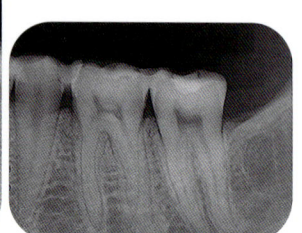

2-A2 術前のデンタルX線写真

　本症例の患者は，拒食症によって生じた全顎にわたるエナメルエロージョンによる咀嚼機能不全および多発性齲蝕による審美障害を主訴として来院した．

　エナメルエロージョンによる咬合高径の低下が疑われたため，インサイザルピンを3mm挙上しスタディモデルを咬合器に装着した．この挙上量は，中心位における顆頭の位置が咬合低下以前の本来の位置であると想定したものである（必ずしもそうであるとは限らないため，プロビジョナルレストレーションにて確認する）．

2-C1
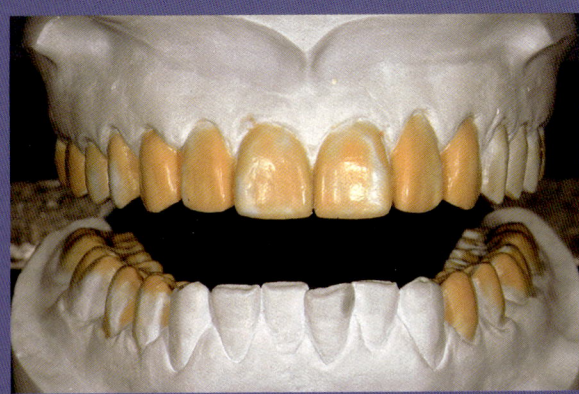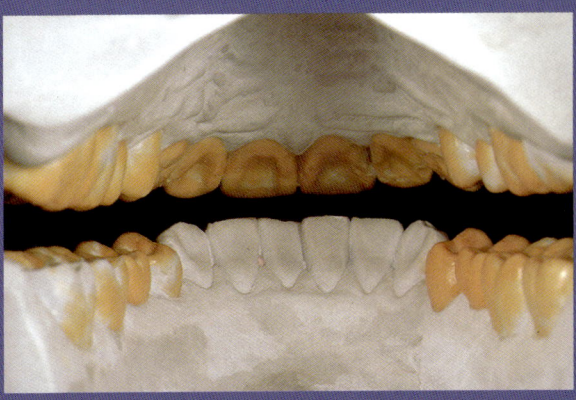

2-C2
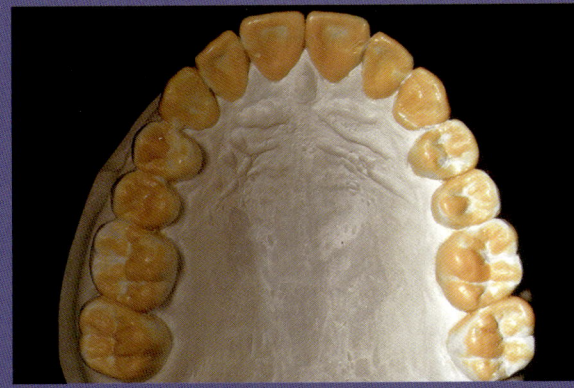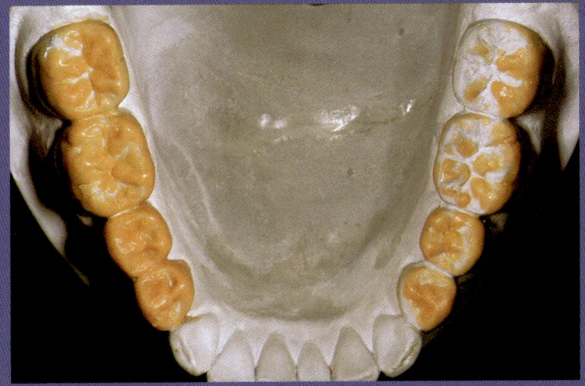

2-C3
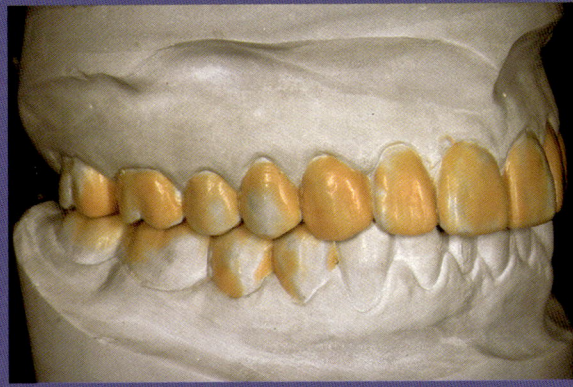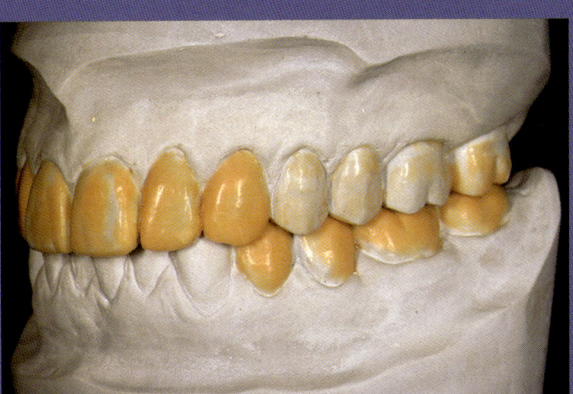

2-C1 診断用ワックスアップの正面観，後方面観．ウィルソンとスピーの彎曲が再現された三次元的な咬合平面

2-C2 咬合面観．ワックスの厚みはエナメルエロージョンによる咬合の低下を回復する程度とした

2-C3 診断用ワックスアップの側方面観．歯の位置はⅠ級関係であることが診断用ワックスアップの側方面観から理解することができる

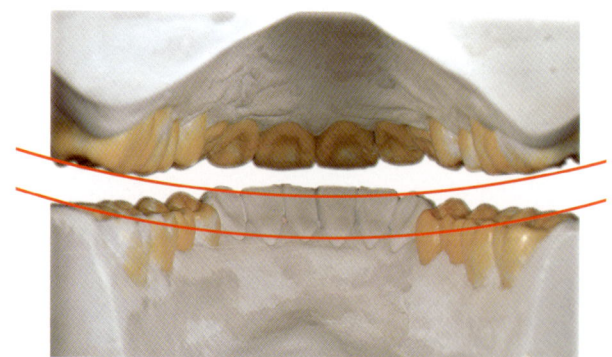
ウィルソンの彎曲が表現された診断用ワックスアップ

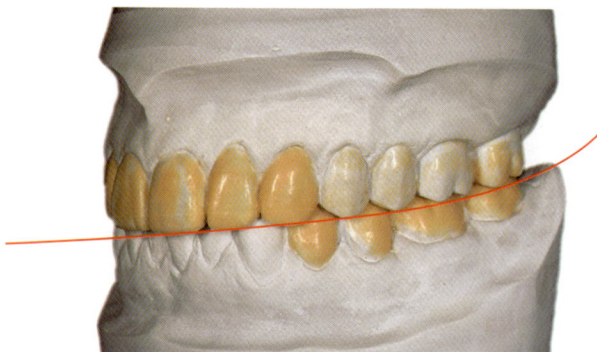
適切なスピーの彎曲が表現された診断用ワックスアップ

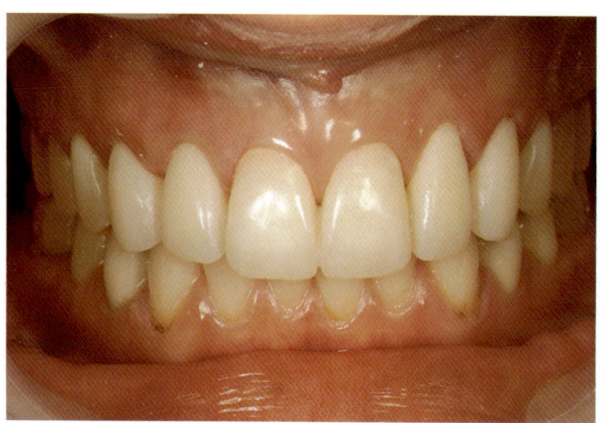
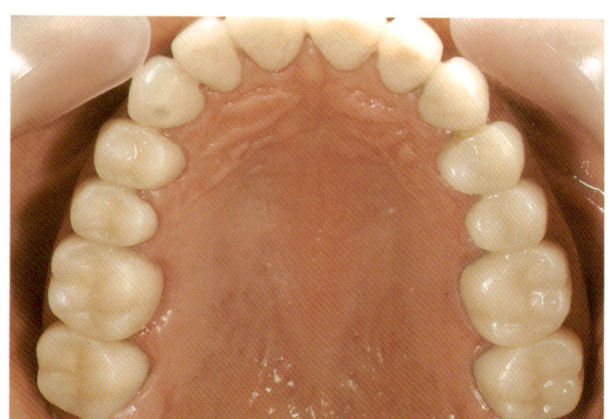
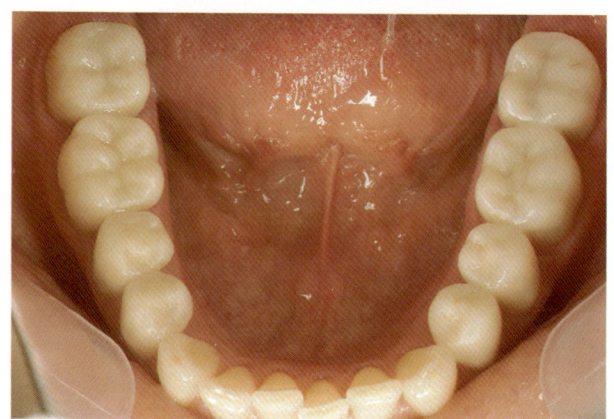

2-D 診断用ワックスアップの形態をそのまま移行させたプロビジョナルレストレーション装着時の状態

　上下顎歯列関係に関してはⅠ級関係で大きな問題を有していない．そのため，診断用ワックスアップにおいては，三次元的な歯列の関係であるウィルソンの彎曲とスピーの彎曲とを考慮しつつ，歯と歯列の形態の調和を図ることがポイントとなった．

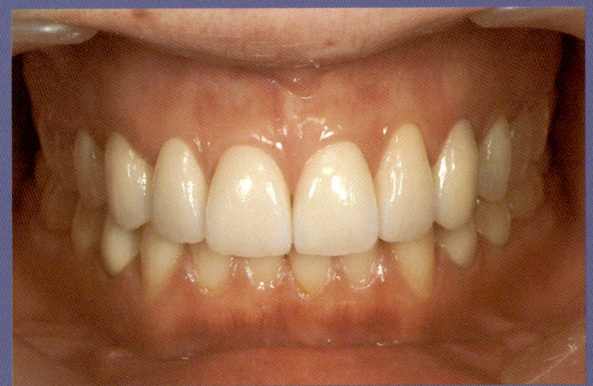

2-E1

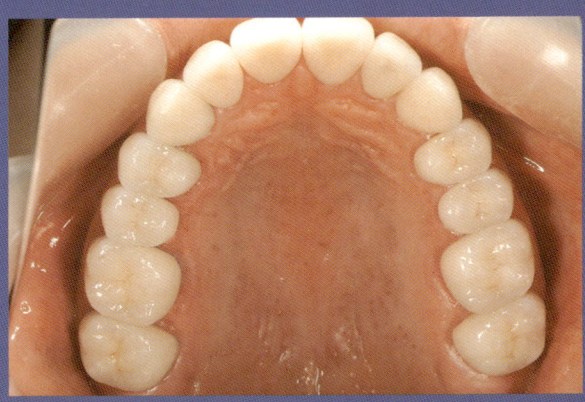

2-E2

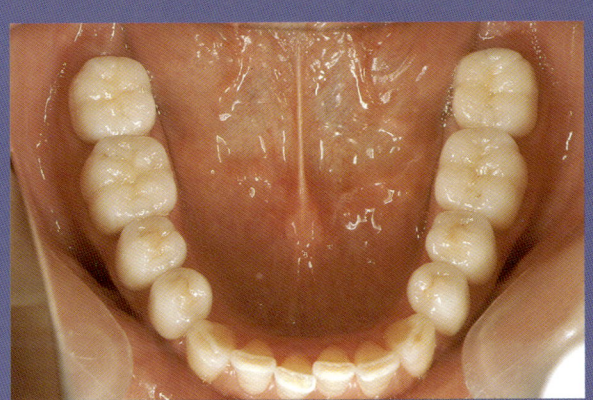

2-E3

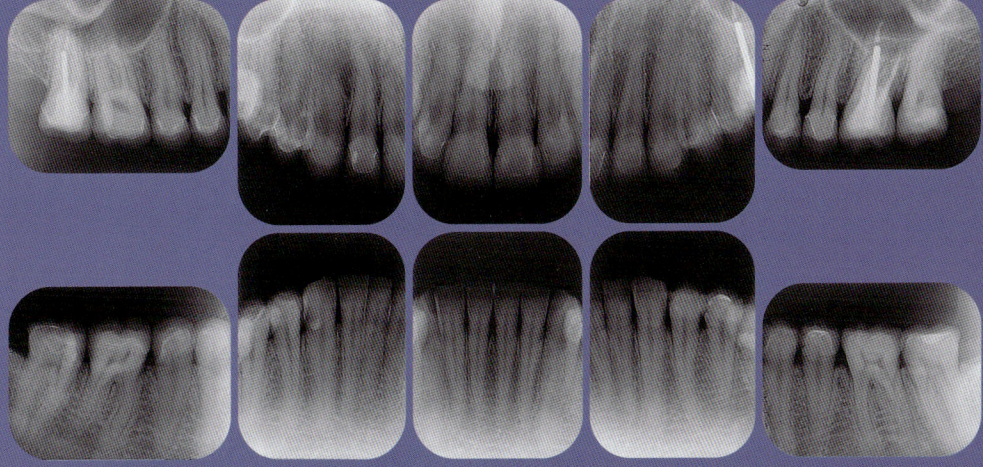

2-F

2-E 下顎の 3|3 を除いた歯をオールセラミックスクラウンにて修復した状態（Procera-All-Ceram）

2-F オールセラミックスクラウン装着時のデンタルX線写真

診査・診断と診断用ワックスアップ

1

修復治療における診査・診断

Examination/diagnosis of restorative therapy

1 診断用ワックスアップの重要性
Importance of diagnostic waxing-up

1 歯冠修復治療の診査・診断を特徴づける診断用ワックスアップ

　歯冠修復治療の主たる目的は，顎口腔系の機能回復，審美性の改善にある．このため，歯冠修復治療における診査，診断では歯と歯肉および口腔諸組織の形態を診査，診断する必要がある．そのためには，収集された基礎データのなかから必要となる項目を，可視的なブループリントに置き換える必要がある．診断用ワックスアップとは，ワックスを用いることから歯冠修復物製作のための操作と認識違いをされることが多いが，ワックスという操作性に優れた歯科用材料を用いた，可視的かつ可変性に富む診断のためのツールである．

　そして診断用ワックスアップは，前述した顎口腔系の機能の回復と審美性の改善のために，次に示す診査結果を基礎データとして，咬合器上に歯列模型を付着して，ワックスを用いて行う診査である．

> 第1段階；顎機能検査
>
> 第2段階；咬合器上での咬合診査
>
> 第3段階；顔貌と上顎中切歯との正中線の位置的関係（左右的な関係）
>
> 第4段階；上顎前歯切縁と下口唇との位置的関係（前後的・上下的な関係）
>
> 第5段階；上顎前歯から臼歯へかけての咬合平面

　すなわち，診断用ワックスアップを行わなければ，歯冠修復のための支台歯形成やプロビジョナルレストレーションも，その形態的ならびに操作基準を得ることができないばかりか，ブリッジやラミネートベニアにおいては形成する歯の決定，インプラント補綴治療においてはインプラントを埋入する適正な位置すら決定することができない．

　本巻の冒頭にあたり，診断用ワックスアップの意義と目的の概略を整理してみたが，以下の項目では，具体的な内容に関して整理をしてゆくので，その重要性は，十分におわかりいただけるものと推察する．

1-1 矯正治療終了後に診断用ワックスアップにて側方のガイドを診査，診断したうえで処置方針を決定する

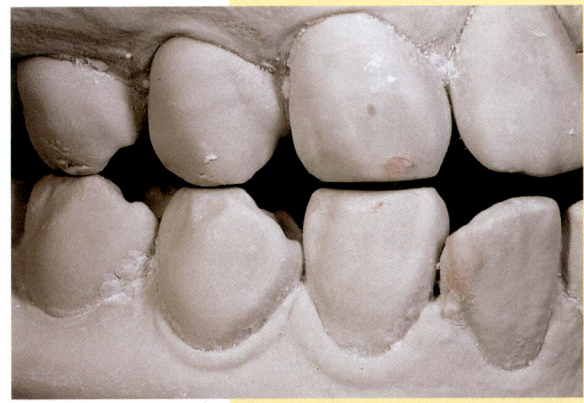

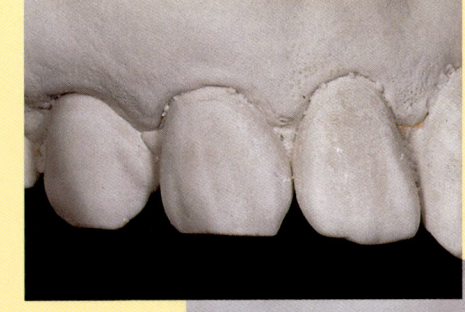

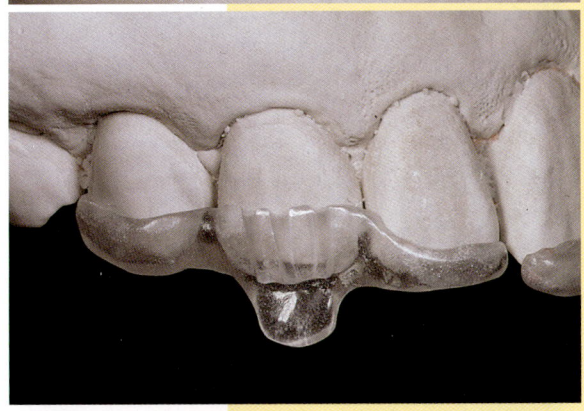

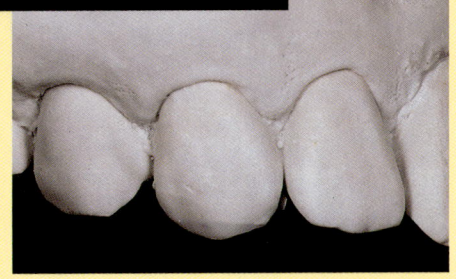

矯正治療前に存在していた 3| の咬耗が矯正治療後に機能していないことが咬合器上で診断された

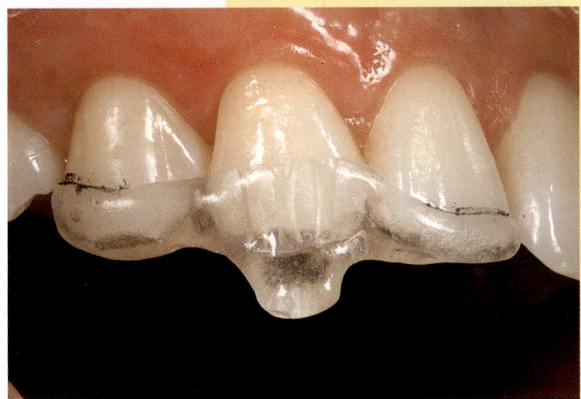

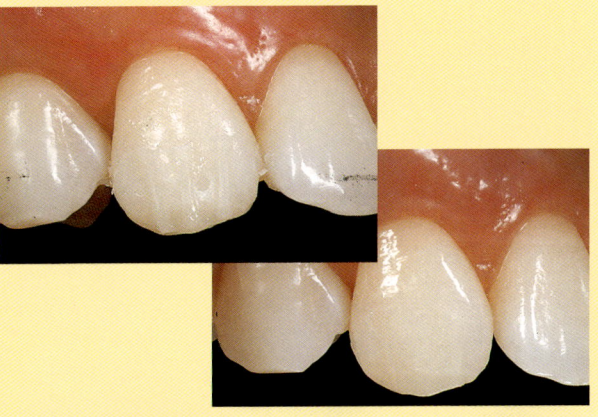

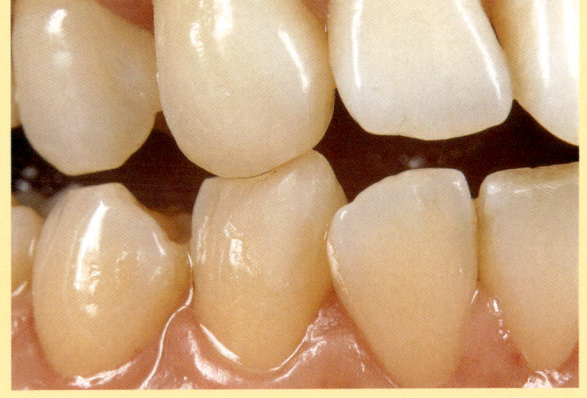

診断用ワックスアップから修復歯と修復内容を診査，診断した結果，3| 尖頭にコンポジットレジンによるビルドアップを行い，経過観察を行うことになった．また，後方へのブレーシングイコライザー＊は存在し，顎関節の保全という点では問題はないと考えられる

＊　ブレーシングイコライザー（p.26 脚注参照）

2 診断用ワックスアップとは

　診断用ワックスアップとは，咬合器上でワックスを用いて歯冠形態を付与することにより，歯冠修復治療における問題点を目に見える状態にしたうえで行う診査，診断である．それは，機能と審美的な診断を目的としている．

（1） 機能的形態の診断

　歯冠修復歯の機能的形態の診断において最も大切なことは患者の顎機能に調和した安定したセントリックストップと側方のガイドを与えることである．そのためにフェイスボウトランスファーを行い中心位で咬合器装着された模型上で，必要に応じて顆路調節を行い診断用ワックスアップを行う(1-1)．

（2） 審美的形態の診断

　上顎前歯部の歯冠修復処置を必要とする患者の場合，まず顔貌と口腔との正中線の位置関係を診査し，口唇と上顎中切歯との関係，歯の位置，スマイルライン，前歯から臼歯にかけての咬合平面の連続性，そして歯肉レベルについて，診断用ワックスアップから審美的な診断を行う(1-2)．
　1-3 に示す要素が顔貌と口唇との調和を判断するうえでの基準である．

機能的形態の診断
- 歯の位置
- 歯の形態
- 歯の長さ
- 歯の幅
- 歯軸
- 安定したセントリックストップ(咬合面接触)
- 側方のガイド
- 歯列弓
- 咬合平面
- その他

審美的形態の診断
- 正中線
- 切端平面
- スマイルライン
- 咬合平面
- 歯肉レベル
- その他

1-2 上顎前歯部の歯冠形態を診断用ワックスアップを用いて診査したうえで決定する

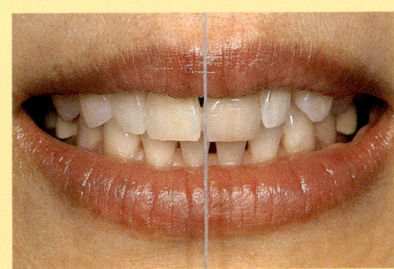
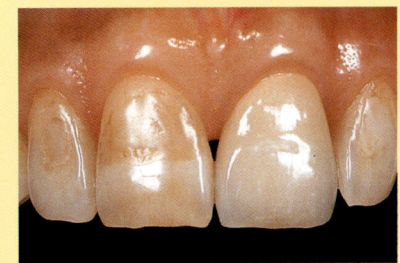
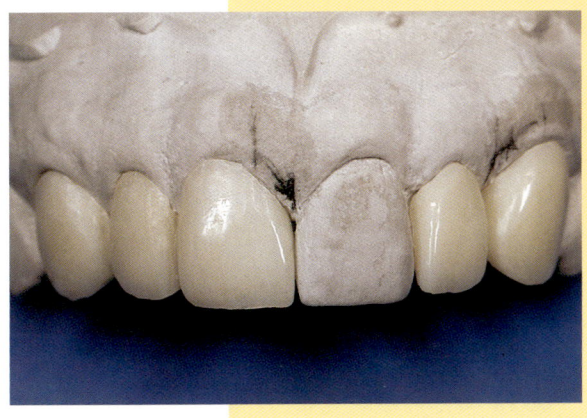
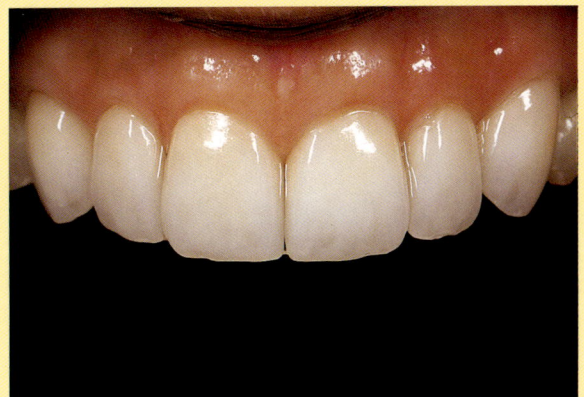
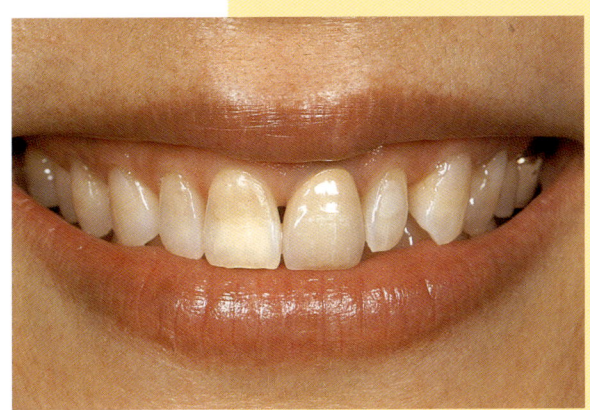
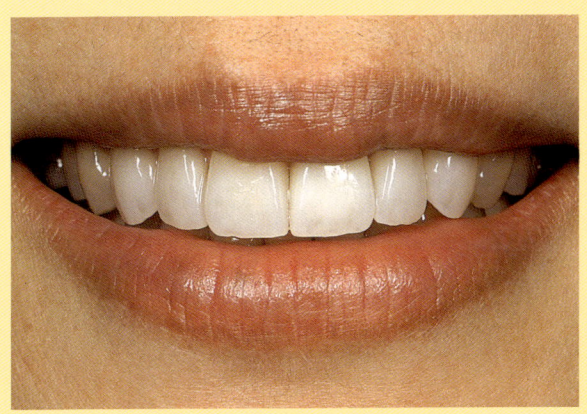

上顎前歯部の切縁と水平的審美平面との関係をエステティックマウントされた咬合器上で診査,診断した後に,診断用ワックスアップに基づき歯冠修復歯を決定し,歯冠長,歯の豊隆,そして歯の幅径について審美性を考慮して形態的に診査,診断し歯冠修復治療を行う

顔貌から評価する歯列の正中と上顎中切歯切縁の決定基準

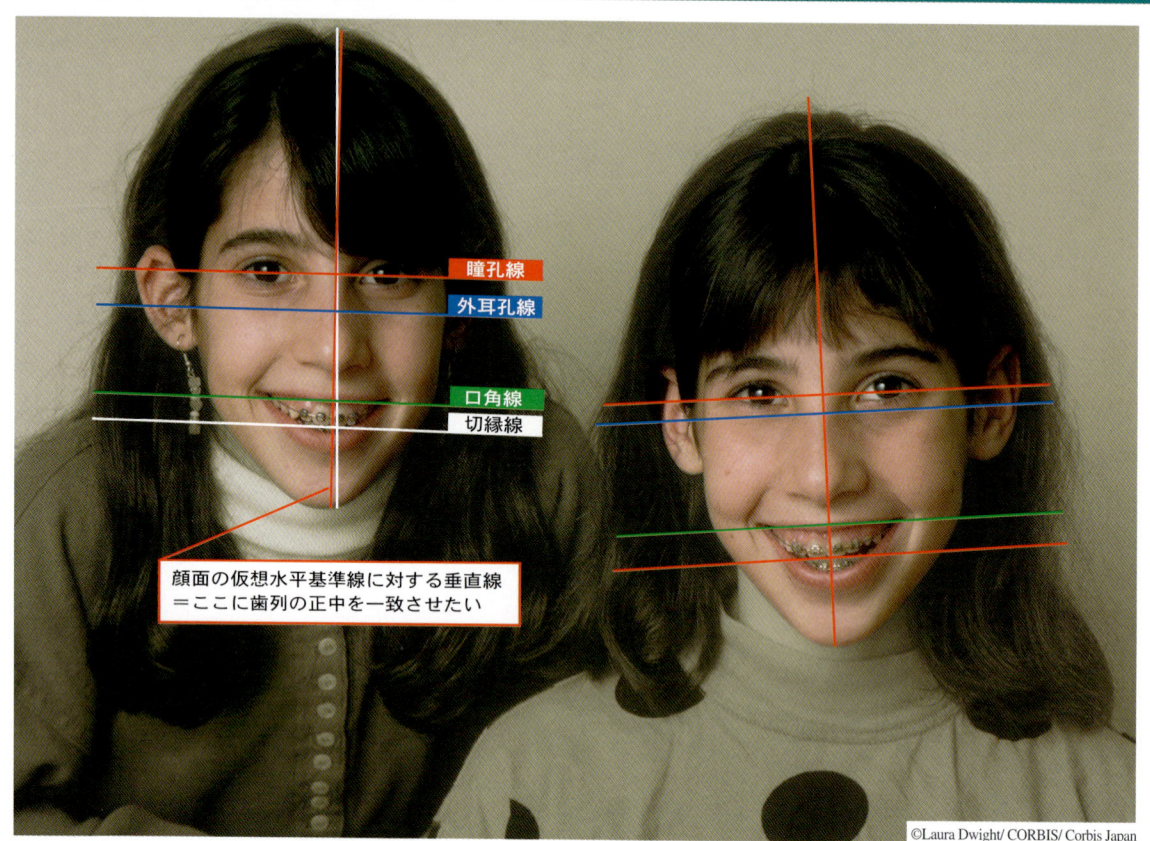

- 瞳孔線
- 外耳孔線
- 口角線
- 切縁線

顔面の仮想水平基準線に対する垂直線
＝ここに歯列の正中を一致させたい

スマイルデザインを左右する因子

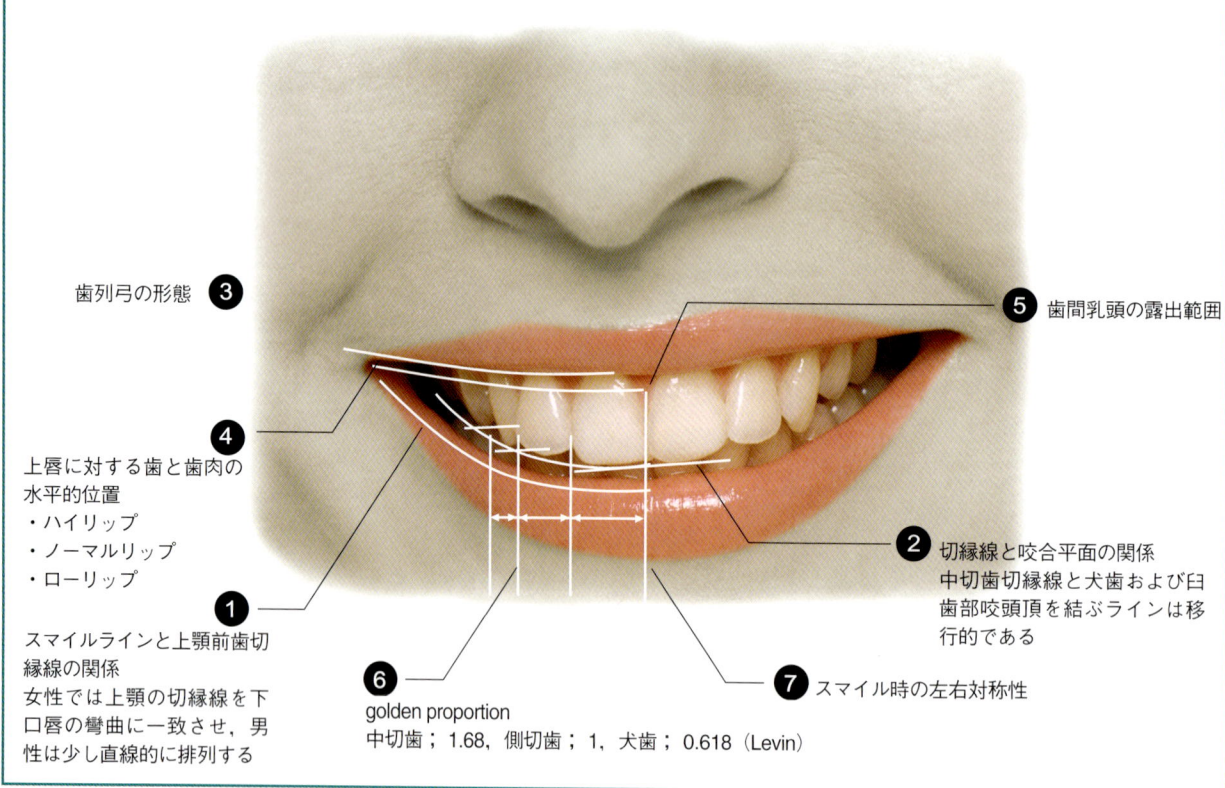

❸ 歯列弓の形態

❺ 歯間乳頭の露出範囲

❹ 上唇に対する歯と歯肉の水平的位置
・ハイリップ
・ノーマルリップ
・ローリップ

❷ 切縁線と咬合平面の関係
中切歯切縁線と犬歯および臼歯部咬頭頂を結ぶラインは移行的である

❶ スマイルラインと上顎前歯切縁線の関係
女性では上顎の切縁線を下口唇の彎曲に一致させ，男性は少し直線的に排列する

❻ golden proportion
中切歯；1.68，側切歯；1，犬歯；0.618（Levin）

❼ スマイル時の左右対称性

1-3 顔貌と口唇との調和を診査，診断する要素

3 診断用ワックスアップのプロセス

　診断用ワックスアップは治療計画を患者へ説明するうえでブループリントとして目に見える形で提示できる．診断用ワックスアップを通してプロビジョナルレストレーションへ移行し決定された顎位と生体の反応を再評価しながら，咬合器上で決定した機能的，審美的な形態に関して具体化し調整と修正を行う．

Step 1； 診　査
- i　問診および口腔内外の診査，触診，その他
- ii　X線診査（デンタルX線，パノラマX線，顎関節CTなど）
- iii　診断用模型など

Step 2； 前準備
- i　フェイスボウトランスファーによる上顎模型固着
- ii　セントリックバイト

Step 3； 模型上での咬合調整
- i　早期接触部や咬頭干渉部などを削合
- ii　インサイザルピンで約1mm以内の範囲における修復と非修復の可能性を診査，診断

Step 4； 診断用ワックスアップ
- i　修復歯の決定
- ii　修復内容の決定
- iii　修復形態の決定

＊この時点で，歯の位置や歯軸が補綴治療の範囲を超えていると診断したら矯正治療との連携を考える

2 診断用ワックスアップに至る基本的な診査
Fundamental examination that leads to diagnostic waxing-up

1 基本的な診査項目

　基本的診査項目としてあげられるのは，誰もがその資料から科学的な診断を行うことができるような，客観的でかつ漏れのない十分な内容の資料でなければならない．歯科治療を成功に導くためにはこの診査資料から導き出された適切な診断が必須であり，さらに必要に応じて診断用ワックスアップを行い修復歯のデザインを含む最終的な治療計画が立てられる．

　メインテナンス時にはこれらの基本的診査資料の簡略化したものが用いられ，症例に応じて適宜変更される．

　主な資料は以下の表のとおりである．

基本的診査項目

- 患者の生年月日，年齢，性別，職業

- 問診（病歴面接）……………………………問診票（Table 2-1）
    - 主訴
    - 全身的健康状態（常用薬を含む）
    - 全身的既往歴
    - 歯科的既往歴
    - 家族歴
    - 齲蝕，歯周病に関する問診（食生活，喫煙などの生活習慣，習癖，3親等内の家族歴，歯周病歴，内科的問診など）
    - 顎機能に関する問診（顎関節症状，隣接器官の症状，ブラキシズム，咀嚼，ストレス，睡眠時の姿勢，外傷の既往，スポーツ，異常習癖など）
    - 修復処置に関する問診（審美を含む）

- デンタルX線写真
    - 16枚法，14枚法，症例によりさらに水平，垂直のバイトウィング2〜4枚…（2-1，2-2）

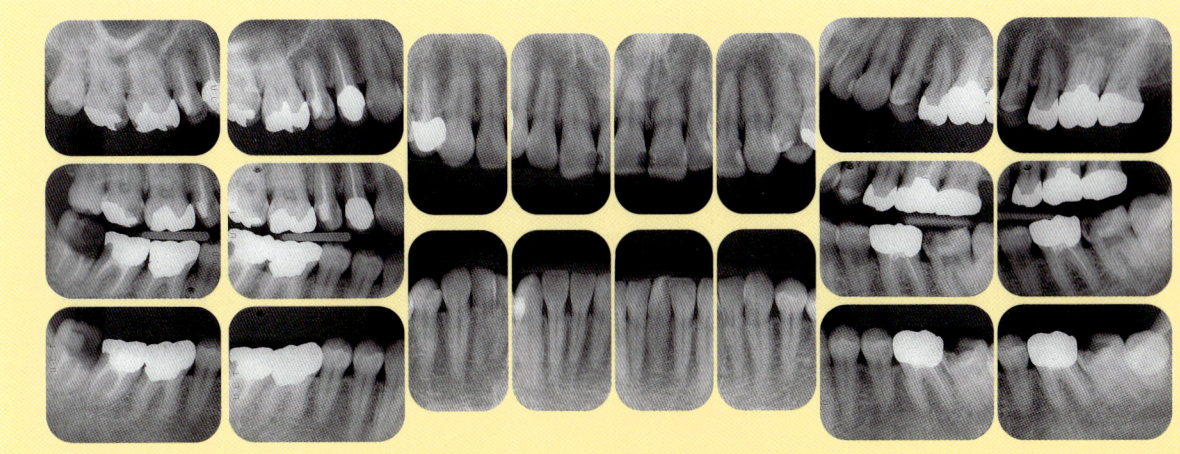

2-1　デンタルX線写真 20枚法
1/4顎につき（左上を例にとれば）1 2，3，4 5，6 7の4枚，この全顎で合計16枚法となる．水平バイトウィングは，特に隣接面齲蝕，歯石，修復物の適合などがよく診査できるため，症例によって非常に有効となる．これを加え最大で全顎20枚となる．
16枚法は特に前歯部の修復物が多数歯にわたる場合などに使用される．
垂直バイトウィングは特に歯槽骨骨頂が良く診断できるため歯周病患者の診断メインテナンスに使用される

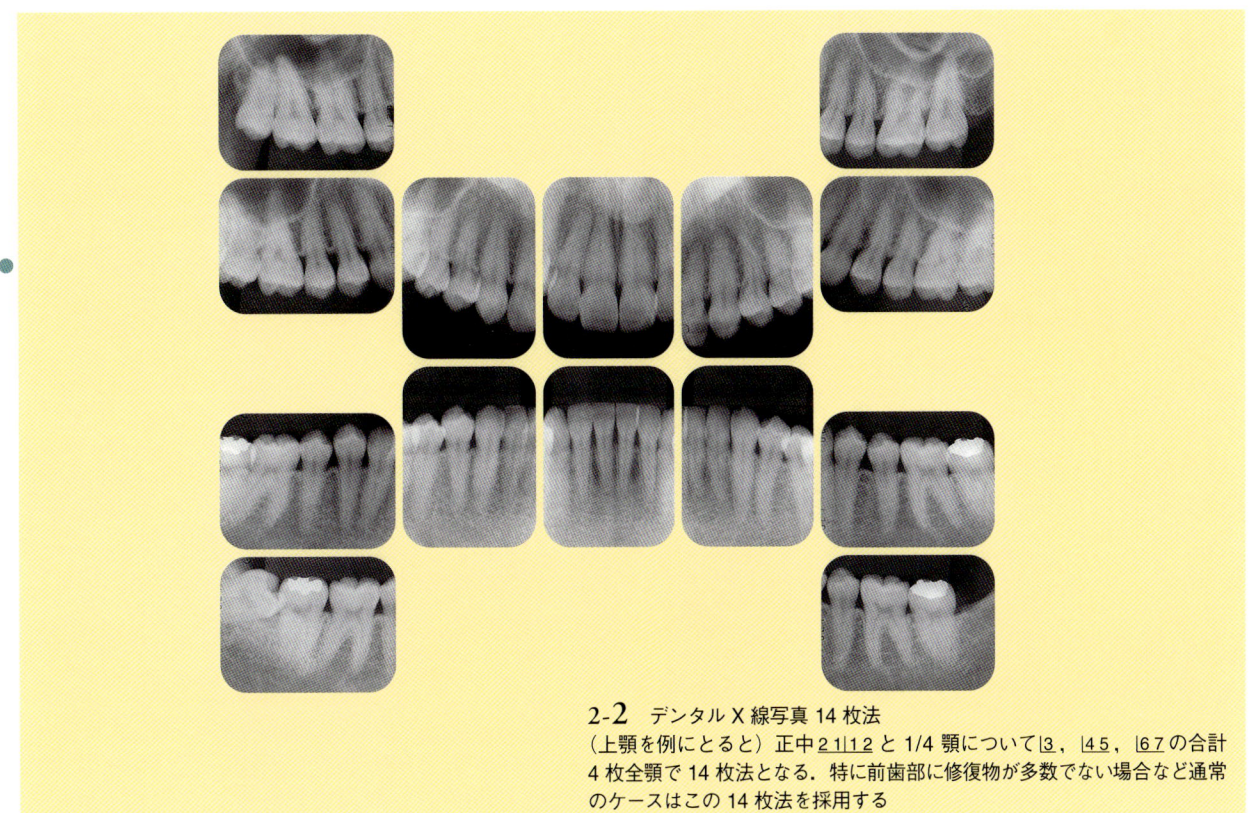

2-2　デンタルX線写真 14枚法
（上顎を例にとると）正中2 1|1 2と1/4顎について3，4 5，6 7の合計4枚全顎で14枚法となる．特に前歯部に修復物が多数でない場合など通常のケースはこの14枚法を採用する

- オルソパントモグラフィ(パノラマX線写真)・・・・・・・・・・・・・・・(2-3)
- 口腔内写真(基本5面)・・・・・・・・・・・・・・・・・・・・・・・・・・・・・・・・・(2-4)
- スタディモデル・・(2-5)
- 歯周組織検査
    - プロービング検査(mm, 6点, 10点)・・・・・・・・・・・・・・・(2-6)
    - 歯の動揺度(0〜3)
    - BOP(ジェントルプロービング時の出血, 排膿を含む)
    - 根分岐部病変(1〜3)
    - 付着歯肉幅(mm)
    - 歯肉退縮(mm)と肥厚
    - 小帯異常
    - 歯肉の評価(性状・厚み)
    - 歯槽骨形態の評価
    - など

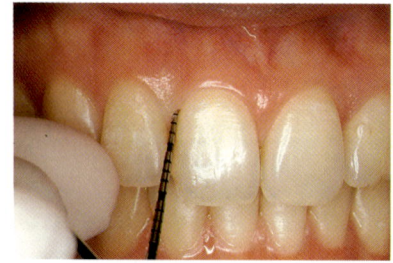 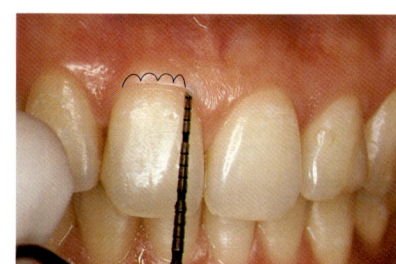

2-6　プロービング検査
プロービングは25gくらいの弱い圧力で測定する．隅角部からスタートして歯肉溝底をウォーキングさせるようにして頰舌6点(大臼歯部で10点の時あり)を測定する．このようにウォーキングさせることによって狭くて深いポケットを見つけ出すことができる

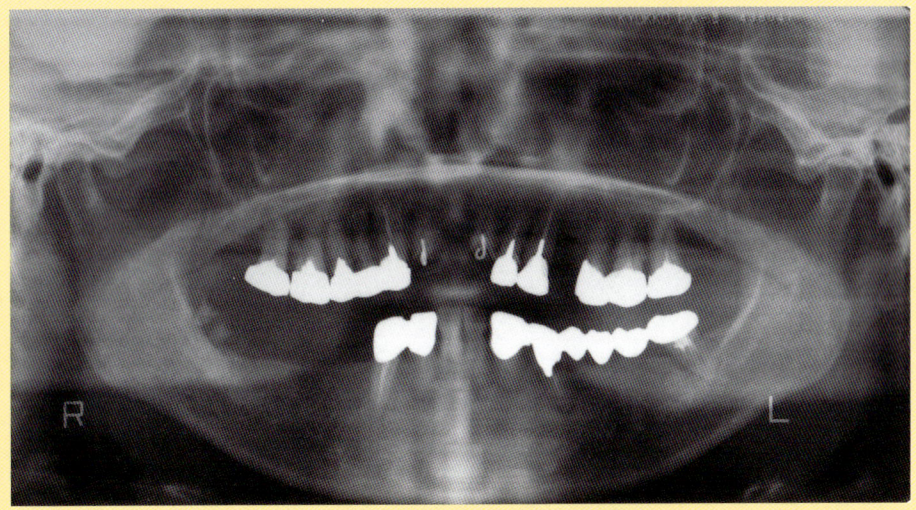

2-3 パノラマX線写真
上下顎骨を含めた全体を見るのに最適である．
口腔内全体がイメージとしてとらえやすく，歯と周囲の組織だけではなく顎関節，上顎洞，上顎骨体，下顎骨体，下顎管，オトガイ孔なども診査できる．
このケースは下顎頭に顎関節症分類Ⅳ型の特徴である骨辺縁の平坦化（flattening）と呼ばれる吸収性変化や骨棘（osteophyte）がみられる

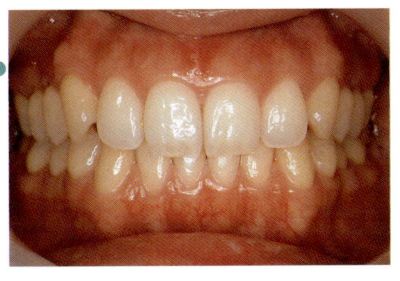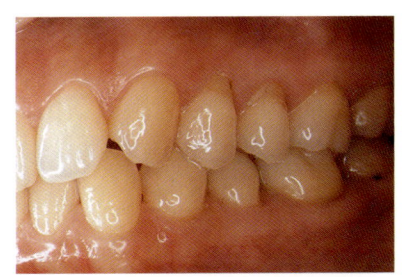

2-4 口腔内写真
基本は5面とする．
前方面観（口腔内全体），左右側方面観，上顎咬合面観，下顎咬合面観であり，症例の特徴に応じてさらに適宜加える．14枚法，16枚法もある

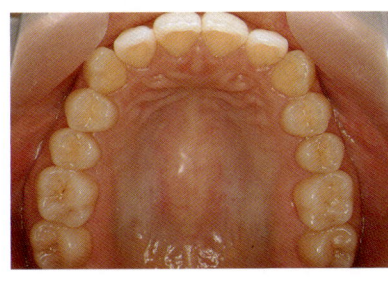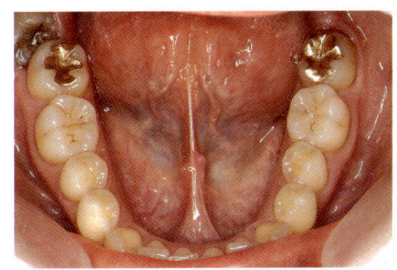

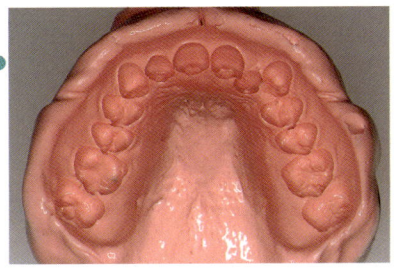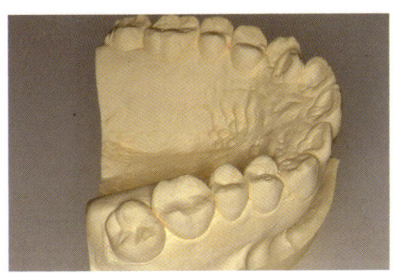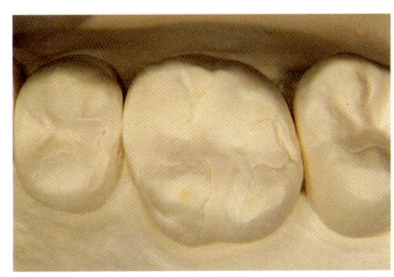

2-5 スタディモデル
スタディモデルは初診時の患者の現状を把握するうえで重要な基礎資料の一つである．歯と歯周組織の形態，位置の把握，咬合関係，咬合平面などを口腔外で簡単に把握でき，また初診時の状態を固定できる唯一のツールである．より正確な模型が必要とされ，できる限り気泡の入らない正確な印象が望まれる．そのため印象時に良く練和し十分に気泡を排除した良質のアルジネート印象材を用いて咬合面，舌側面，頬側面にしっかりとアルジネート印象材を擦りつけ気泡をできる限り排除することが大切である．
また複数個作製しておくと診断のために実際に作業する模型と初診時の状態を保存しておく模型とを別にしておくことが可能となる

- 口腔内所見
    - 喪失歯
    - 齲蝕歯
    - 転位歯
    - 要根管治療歯
    - 要抜去歯
    - 治療歯(種類)など

- 細菌検査
    - サリバテスト
    (主に mutans streptcocci, lactobacili を検査
    カリエスリスクレーダーチャートを含む)·············(2-7)

    - ペリオテスト
    (主に *Actinobacilus actinomycetemcomitans*,
    Porphyromonas gingivalis を検査)·············(2-8)

---

* ブレーシングイコライザー；イコライザー；中心咬合位における臼歯の安定(セントリックストップ)は、頬舌的には ABC コンタクト、近遠心的には下顎の前方偏位を抑制するコンタクトと反対に後方への偏位を抑制するコンタクトによって確立する．この前方偏位を止めるコンタクトをクロージャーストッパー、後方のそれをイコライザーと呼ぶ(5巻『ブリッジとポンティック』に詳述)．ここでは側方運動時に下顎を近遠心的に安定させガイドする接触点を前方および後方のブレーシングイコライザーと呼んでいる

* PCR 法；DNA の同定法で、細菌の種類と量の検査に応用される．特定部位をはさむ 2 種類の DNA 断片と DNA を合成する酵素(DNA ポリメラーゼ)による DNA 鎖の合成反応をポリメラーゼ連鎖反応(polymerase chain reaction)という．この反応の繰り返しにより、わずかな DNA を幾何級数的に増幅して、DNA を同定する．

* サクションキャップエフェクト；平衡側の咬頭干渉や強い噛みしめ、低位咬合などにより顆頭がつきあげをおこし顎関節部にコンプレッション(圧力)を生じた状態で、滑液が排除され陰圧の状態になる

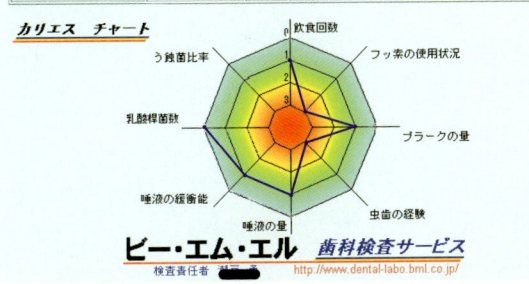

2-7 サリバテスト
1日の飲食回数，フッ化物の使用状況，プラークの量，齲蝕の経験，唾液の量，唾液の緩衝能，乳酸桿菌数，ミュータンス菌数をカリエスチャートとしてグラフに表し，また各々の項目について＜0，1，2，3＞のスコアで評価づけし，その合計点数をトータルリスクスコアとして患者の齲蝕のリスクを全体的にまた各々の因子のリスクを把握するもの．齲蝕は感染症であるから細菌に関する検査は必須である．ここに示したのは臨床検査サービス会社の「カリエス検査報告書」

2-8 歯周病関連菌の検査
リアルタイム PCR 法＊により主に A.a と P.g の菌数と対総菌比率を調べるものなどいくつかの検査方法が紹介されている．
歯周病は特異的な複数の菌が原因菌としてあるいはリスクを示すマーカーとして深くかかわる感染症であるから，それを検査することによってどの部位に，どのような病態が起こっているかの診断ができ，投薬の必要性などを含めた早期の治療方針が決定できる．また，他科との横断的な共同治療が可能となる

＊　PCR 法（p.26 脚注）

- 顎機能検査
    - 筋触診······················(2-9)
    - 顎関節触診·····················(2-10)
    - 咬合面接触点診査(中心位，最大咬頭嵌合位，作業側，平衡側)
    - 咬合触診
    - 後方のブレーシングイコライザー*の有無············(12-11)
    - 聴診
    - 切歯点運動(最大開口量と偏位)
    - など
- 矯正学的診査
- 軟組織診査

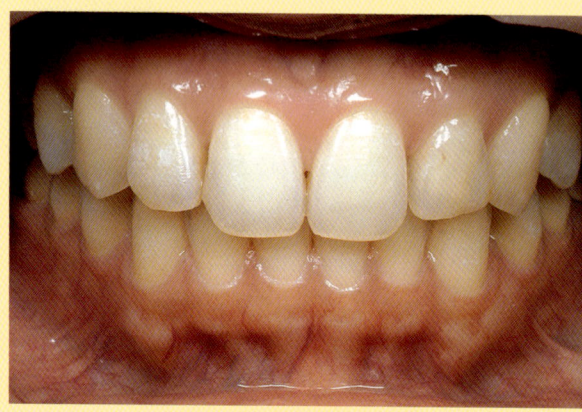

2-11 後方，前方のブレーシングイコライザー*
修復治療において付与すべき咬合様式は，生体の諸組織に最も障害をもたらす危険性の少ない，患者固有の生理的な側方限界運動と調和した側方ガイドでなければいけない．そのために誘導歯には前方および後方のブレーシングイコライザーを付与する必要がある．単純に犬歯でガイドし臼歯部がディスクルージョンすれば良いというのではなく，患者固有の生理的な側方限界運動と調和する必要がある．
後方へのブレーシングイコライザーは，これ以上後方へ下顎を押し込まないための側方運動時のガイドである．これが確立されていないと噛みしめながら側方運動を行ったとき，顎関節部に過大なメカニカルストレスが加わることになる．
前方へのブレーシングイコライザーはこれ以上前方へ下顎が押し出されることのない側方運動時のガイドである．これが確立されていない場合，側方運動時に作業側顆頭は前方に引き出される．そのため咀嚼筋にメカニカルストレスが加わり咬合干渉を生じる可能性が高い．これらを満たした修復物を作製するためには下顎運動を適切に再現する咬合器を使用する必要性がある．
この写真では後方のブレーシングイコライザーは認められるが，前方のものは認められない

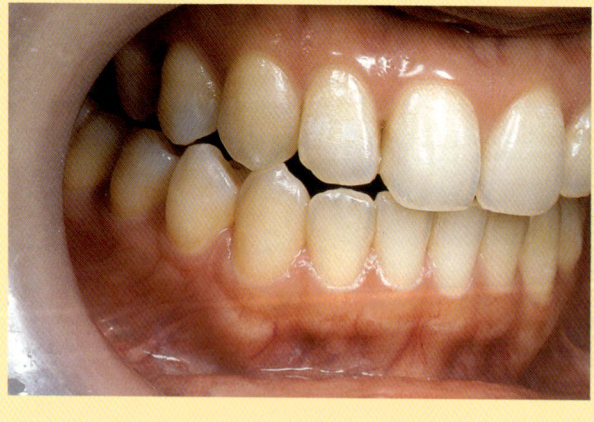 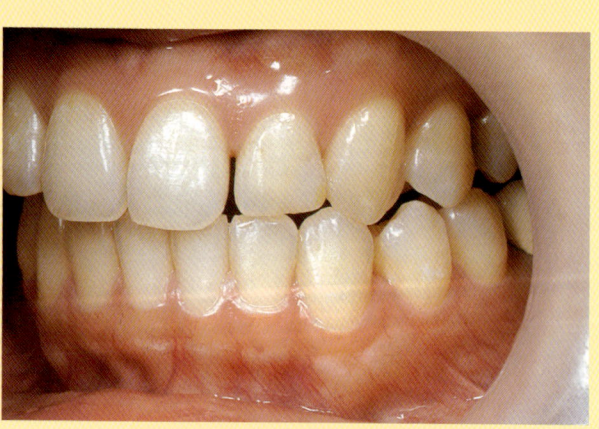

* 　ブレーシングイコライザー(p.26 脚注参照)
** 　サクションキャップエフェクト(p.26 脚注参照)

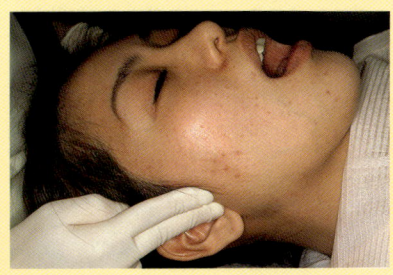

2-9 筋触診

顎機能系を構成する顎関節，筋，咬合に関する初診時のスクリーニングとしての診査は不可欠である．機能的咬合系に不調和やメカニカルストレスが存在する場合は，関連する筋に過緊張が生じ，その結果疼痛が出現する．なかでも圧痛に関しては触診を行わないと病態が顕在化しない可能性がある．
スクリーニングとしての筋触診はこのように水平位で第2指を用い双指法により，適正手指圧は1,000gを標準とし，咬筋，側頭筋，顎二腹筋の3筋10ポイントの圧痛診査を行う

筋触診		
日　付	\multicolumn{2}{c}{1/23/03}
左　　右	右	左
①咬筋深部	−	＋
②咬筋浅部起始部	−	＋
③咬筋浅部停止部前縁	−	−
④咬筋浅部停止部後縁	−	＋
⑤咬筋浅部中央	−	＋
⑥側頭筋前部	−	−
⑦側頭筋中部	−	±
⑧側頭筋後部	−	−
⑨顎二腹筋前腹	−	−
⑩顎二腹筋後腹	−	＃

2-10 顎関節触診

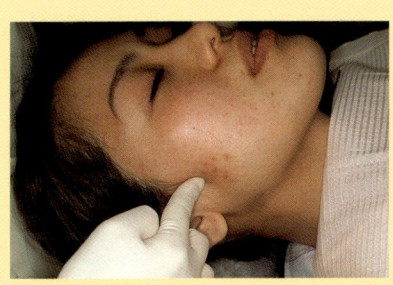

顎関節の触診は図のようにまず，顎関節部側方からの触診を行い，その結果必要に応じて顎関節部後方からの診査，下顎角部からの診査，上関節腔における滑走状態の診査を行う．
顎関節の触診によって推定できる病態は復位を伴う顎関節円板の前方転位，復位を伴わない顎関節円板の前方転位，上関節腔における癒着，下顎頭の変形，サクションキャップエフェクト**，顎関節円板後部結合組織の穿孔，顎関節円板の穿孔，下顎頭機能面軟骨層の破壊などがあり非常に有効性の高い診査である．
顎関節の触診にあたってまず理解しておかなければいけないことは顎関節の機能解剖であり，それを理解したうえで正常な下顎運動経路そして典型的病態における特徴的下顎頭運動を理解していなければならない

顎関節側方診査

	右	左
タイミング　同時		遅れて回転滑走
経路	正常・	正常・
滑走量	十分・	十分・やや少ない
最大開口量	良好・	良好・
クリック	無・	無・開口時にクリック
クレピィテーション	無・	無・
特記事項（圧痛など）		

□後方からの診査（中心咬合位における顆頭の前後的バランス等）
CO付近で左にコンプレッション
□下顎角部からの診査（中心咬合位付近におけるラグゼーションクリックの診査等）
CO付近で加圧下でクリックを触知
□滑走の診査（上関節腔における滑走状態の診査等）
N.P.

関節雑音（聴診）
開口時に大きなクリック音

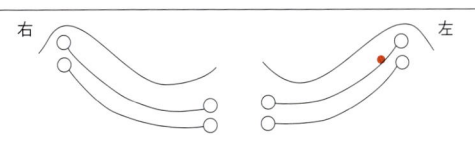

Table 2-1 一般的問診票の記録項目

問診票（一般的）

氏　名	生年月日	
住所	電話番号	ファックス番号
	携帯番号	メールアドレス
職業	勤務先住所など	
身長　　　cm　　体重　　　kg	血液型　A　B　O	

紹介者

主訴とそれに関する質問事項
　　歯肉からの出血
　　歯磨き指導を受けた経験の有無
　　顎関節の疼痛，クリック，運動障害，歯ぎしりについて
　　抜歯の有無，時期，トラブルについて
　　麻酔のトラブルの有無
　　出血性素因，アレルギーの有無，特異体質の有無
　　全身的既往歴
　　薬剤の服用，種類，期間，副作用について
　　歯科治療に関する希望について（期間，金額，審美的期待等）
　　など

齲蝕のリスクに関する問診
　　家族歴（家族構成，両親の仕事など）
　　生活習慣（おやつ，ソフトドリンクの種類，回数，量，時間，食事の回数，偏食，咀嚼など，歯みがきの習慣，方法，補助器具の使用）
　　子供の健康状態，乳幼児期の哺乳状態など

歯周病のリスクに関する問診
　　全身的既往歴（糖尿病のような歯周病増悪因子を持つ全身疾患や遺伝的免疫異常など）
　　現病歴
　　喫煙習慣
　　家族歴（3親等までの全身的疾患，感染症，免疫の状態，歯周病感染の有無など）

顎機能に関する問診
　　既往歴，現病歴（全身的）
　　家族歴（関節リューマチ，代謝性疾患，骨疾患など）
　　職業，職歴，生活環境（スポーツ，楽器等，症状発生時期との関連を主体として）
　　歯科治療歴，矯正治療歴，顔面頭部の外傷，むち打ち，交通事故などの外傷の既往
　　隣接器官の症状（耳症状，頭痛，肩凝り，頸の痛みなど）
　　習癖（ブラキシズム，片側咀嚼，睡眠時の体位，異常習癖など）

術前，術後に行う問診
・口を動かしたり，物を噛む時以外で顎や耳の前方部が痛むことがありますか
・食事をしたり噛みしめた時に痛みを感じますか
・口を大きく開けたり，あくびをした時に痛みを感じますか
・食事やガムを噛んだ後に顎が疲れた感じがしますか
・大きな口が開けづらいですか
・顎ががくがくしてひっかかることがありますか
・大きな口を開けて，閉じられなくなったことがありますか
・口を開けたり閉じたりする時に音がしますか
・歯にかぶせたもの，つめたもの，入れ歯が気になりますか
・痛みや不快感のために寝つきが悪いことがありますか
・痛みや不快感で日常生活に支障をきたすことがありますか
・心配事，不安，不満，神経を使う仕事などによって，それらの痛みはひどくなりますか
・リラックスのために薬を使用していますか
・痛みや不快感を除くために薬を使用していますか
・治療に対して不安をもっていますか
・自分自身を神経質と思いますか

審美に対する問診

主に修復もしくはブリーチングを予定している歯の色調についての問診
　　（より白い歯を望むのか，周囲の歯と自然にマッチングしていることを好ましいと思うのか，などを主に問診する）

2 二つの診査と三つの診断

(1) 疾患の進行を左右する二つの因子

前項においては，基本的な診査項目を羅列したが，なかでも，特に疾患の進行を左右する因子として注目をすべき，以下の二つの因子に関しては，本項において改めて解説をすることとする．

特に疾患の進行を左右する二大因子は，細菌と力である．

疾患の進行を左右する二大因子
細菌
力（メカニカルストレス）

それらに関する診査は不可欠なものといえる．すなわちそれらの検査とは具体的には，

①細菌の検査（サリバテスト，ペリオテスト）
②力の検査（顎機能検査）

である．

今まで十分には行われていなかったこれらの検査を付け加え，これらの検査結果から得られた資料が揃って，はじめて患者の口腔内の正確な現状把握が可能となるといえる．たとえば$\overline{67}$のみに特に深い歯周ポケットが存在していることがプロービングで把握できたとしてもX線診査をしなければより正確な骨欠損の状態を把握できないし，さらに細菌検査を行って歯周病原性菌＊の検出を認めなければ特定の細菌の感染であると推定できない．

また顎機能検査で左側の顎関節円板が前方転位を起こしていれば，顆頭の突き上げによる早期接触による二次性咬合性外傷による骨の破壊を推定でき（症例は後述），より正確な患者の現状把握が可能となる．もしこれらの検査を行っていなければ診断の正確さに大きな違いを生じる．つまり患者の現症を把握するだけでは，症状に対する対症療法的な処置ができるのみで，細菌の検査と力の検査を行っていないと，以下に述べる三つの診断をすることは不可能となる．

(2) 二つの検査で可能となる三つの重要な診断

患者の口腔内の正確な現状把握により次の三つの診断が可能となる．

三つの診断
病態診断（正確な病態の把握）
発症メカニズムの診断（正確な治療計画の立案と再発防止）
予後の診断（リスクの診断と治療計画におけるエンドポイントの設定）

さらにこれらの検査を随時行うことによって治療の奏功を確認したり再評価を行い，次のステップに進むうえでの判断基準として活用される．

＊ 歯周病原性菌；易感染性宿主において，少なくとも次の3菌種は歯周炎の病原因子とされている．*Actinobacillus actinomycetemcomitans*, *Prophyromonas gingivalis*, *Bacteroides forsythus*.（World Workshop in Clinical Periodontics, 1996）

したがって，特に初診時に行う検査が現状把握の意味でも，その記録の意味合いにおいても重要となる．

i) 病態診断（正確な病態の把握）

たとえば左側の顎関節の復位を伴う円板の前方転位である，あるいは象牙質の深部 2/3 に達する齲蝕である，といった患者の病態の正確な把握のこと．

ii) 発症メカニズムの診断（正確な治療計画の立案と再発防止）

現病態を引き起こしたと思われるメカニズムを推定し診断することで，より正確な治療計画の立案と治療の順序立てを作成することができる．

先程の例をあげれば，左側の顎関節円板の前方転位による顆頭の突き上げで早期接触を起こし，二次性咬合性外傷による特異的な骨の破壊を招来したと現症の発症メカニズムの推定ができる．これらの正確な診断・治療計画は再発の防止につながる．

iii) 予後の診断（リスクの診断と治療計画におけるエンドポイントの設定）

年齢，全身的な状態，患者の協力度，治療の難易度などさまざまな因子により治療計画は変化する．患者のリスクファクターを洗い出し，明らかになったすべてのリスクをなくすという方向ではなく，可能であるならば介入することなく，リスクをリスクとしてとらえ，その影響を低くする処置を行い，長期的なメインテナンスによってその予後を観察するという診断を立てることも可能となる．より大きな治療は新たな別のリスクを生むからである．

たとえば顎位を正しいと思われる位置に回復すると治療対象歯が多数になると思われるとき，顎位は適正な位置になるかもしれないが多数歯を歯冠修復することによる新たなリスクが発生すると考えられる．このとき「顎位は適正な位置ではないというリスクを抱えたまま」ではあるが，多数歯の歯冠修復をするよりは，むしろ患者の抵抗性を増す処置を行い，できる限り顎関節に強いメカニカルストレスがかからないような最小の修復処置を計画することで，介入の少なく，患者にとって望ましい治療計画を立てることも可能と思われる．

治療には，このようにさまざまなエンドポイントが考えられうる．

最初に治療計画を立案する際には，最終のゴールをどこに設定するかをはっきりと意識して決めなければいけない．

(3) 診断のために必要な基本的診査事項の記録

重要なことは，これらの診査事項を漏れなく客観的に行い，かつ記録しておくことである．なぜなら治療計画はこれらの診査事項の中から導かれた客観的な結論であり，資料が残っていれば再評価の判定が容易となり，また不幸にして訴訟などになったときの貴重な客観的資料ともなるからである．またその資料さえあれば，他の歯科医師，歯科技工士，歯科衛生士などが主治医と同じレベルでの客観的な判断を行うことが可能となる．

メインテナンス時には，これらの診査項目の簡略化したものが，患者の状態によって適宜，変更され使用される．

以下に，検査による総合的な病態診断，メカニズムの診断の例を示してみる．

患　者：○△　○子

左下の咬合痛を主訴として来院．14枚法のX線写真では全体的に中等度の歯周組織の破壊がみられ，特に下顎左側では歯周ポケットが6mmあり動揺もII度，出血もみられた．歯周病菌の検査で *P. gingivalis* が 4.4×10^5 存在し，特定の歯周病原性菌による感染が強く疑われた．

顎関節の側方からの触診，SCMレコーダー*，筋の触診により左側の顎関節円板の復位を伴わない前方転位，右側は復位を伴う顎関節円板の前方転位であった．咬合面接触検査で $\frac{\overline{67}}{\overline{67}}$ に早期接触が認められた．

2-12 初診時の口腔内，$\overline{67}$ 部に咬合痛を訴える
歯の動揺度は $\overline{6}$ において I^+ 度，$\overline{7}$ II度

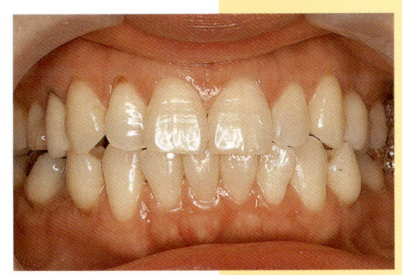
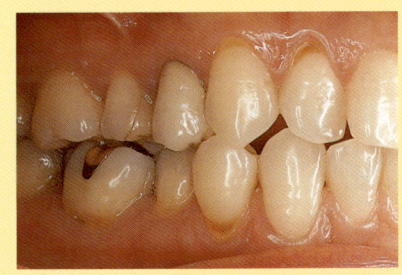
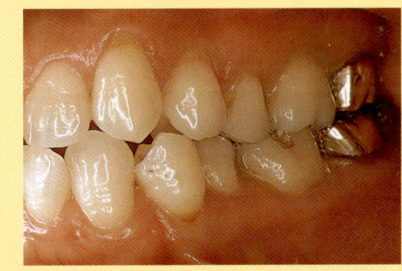
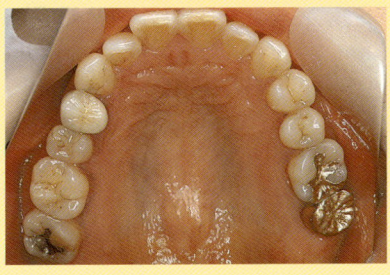
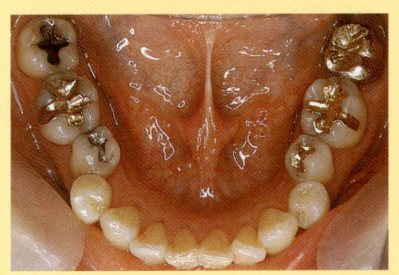

* SCM レコーダー；プロソマチックアナライザー．矢状面における平均的顆頭運動経路を描記する装置．小出馨教授（日本歯科大学新潟歯学部）の自家製．

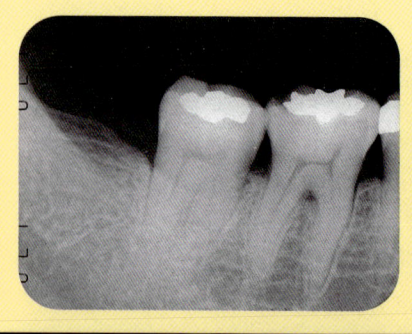
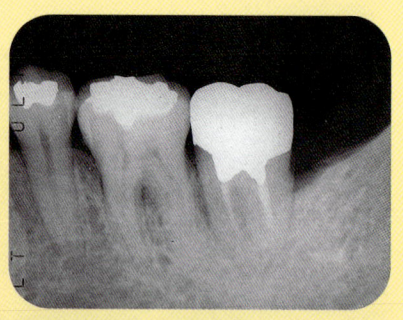
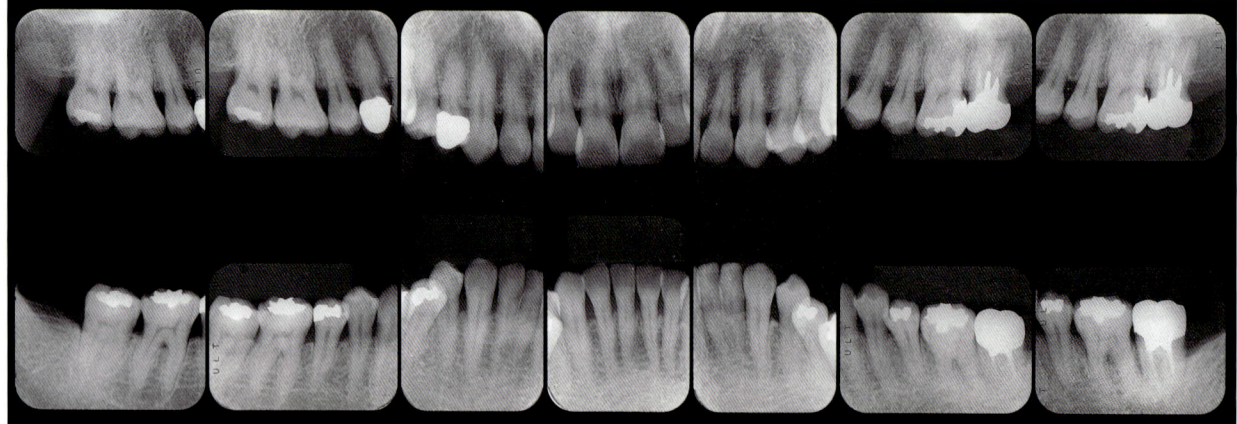

2-13 14枚法X線写真
全顎的に中等度の水平的な骨吸収像を認めるが特に |6 7 部において重度の骨吸収像を認める

歯周精密検査 Ⅰ																	○年○月○日　担当	
治療計画																		
CEJ-FGM		010	020		010	010	020				010	020			010			
														010	010			
上顎	FURCA	V	V												V			
	BOP	○	○	○	○	○		○		○	○	○	○	○	○			
	動揺度	Ⅰ	Ⅰ				Ⅰ				Ⅰ	Ⅰ		Ⅰ				
	EPP 頬側	3 4 3	2 2 3	3 2 3	3 2 2	2 1 2	2 1 2	2 1 1	2 2 2	2 1 1	1 1 2	2 1 1	3 1 2	3 3 2	3 2 3			
	口蓋側	④3 3	④3 ④	3 2 ④	④2 3	2 2 3	3 2 2	2 2 3	3 2 3	3 2 3	3 2 3	3 2 3	3 2 3	3 2 3	2 2 ④			
		8	7	6	5	4	3	2	1	1	2	3	4	5	6	7	8	
下顎	EPP 舌側	3 ④ 3	2 ④ 2	3 3 3	3 2 2	1 2 2	1 1 1	1 1 1	1 1 1	1 1 1	2 1 2	1 1 2	3 3 3	④④3	3 ⑥④			
	頬側	1 2 2	3 2 2	2 1 2	2 1 2	2 1 1	2 1 1	1 1 1	1 1 1	2 1 2	1 1 1	1 1 1	1 1 1	2 3 2	④2 ⑤			
	動揺度												Ⅰ	Ⅰ⁺	Ⅱ			
	BOP		○	○			○			○			○	○	○			
	FURCA	X	X											V	V			
	CEJ-FGM				010	010	010	010	010	010				010				
		020	02020	020	020								020		02020	010		
	治療計画																	

2-14 歯周組織検査表
特に |6 7 の動揺度が Ⅰ⁺，Ⅱ と顕著でありプロービング値も 4～6mm 測定される

歯周病関連菌				
主な口腔内総細菌数	菌数	測定せず		
★ A. actinomycetemcomitans	菌数	0	対総菌数比率	***
P. intermedia	菌数		対総菌数比率	***
★ P. gingivalis	菌数	440,000	対総菌数比率	***
B. forsythus	菌数		対総菌数比率	***

2-15 細菌検査結果の報告書
P.g が 4.4×10^5 測定される

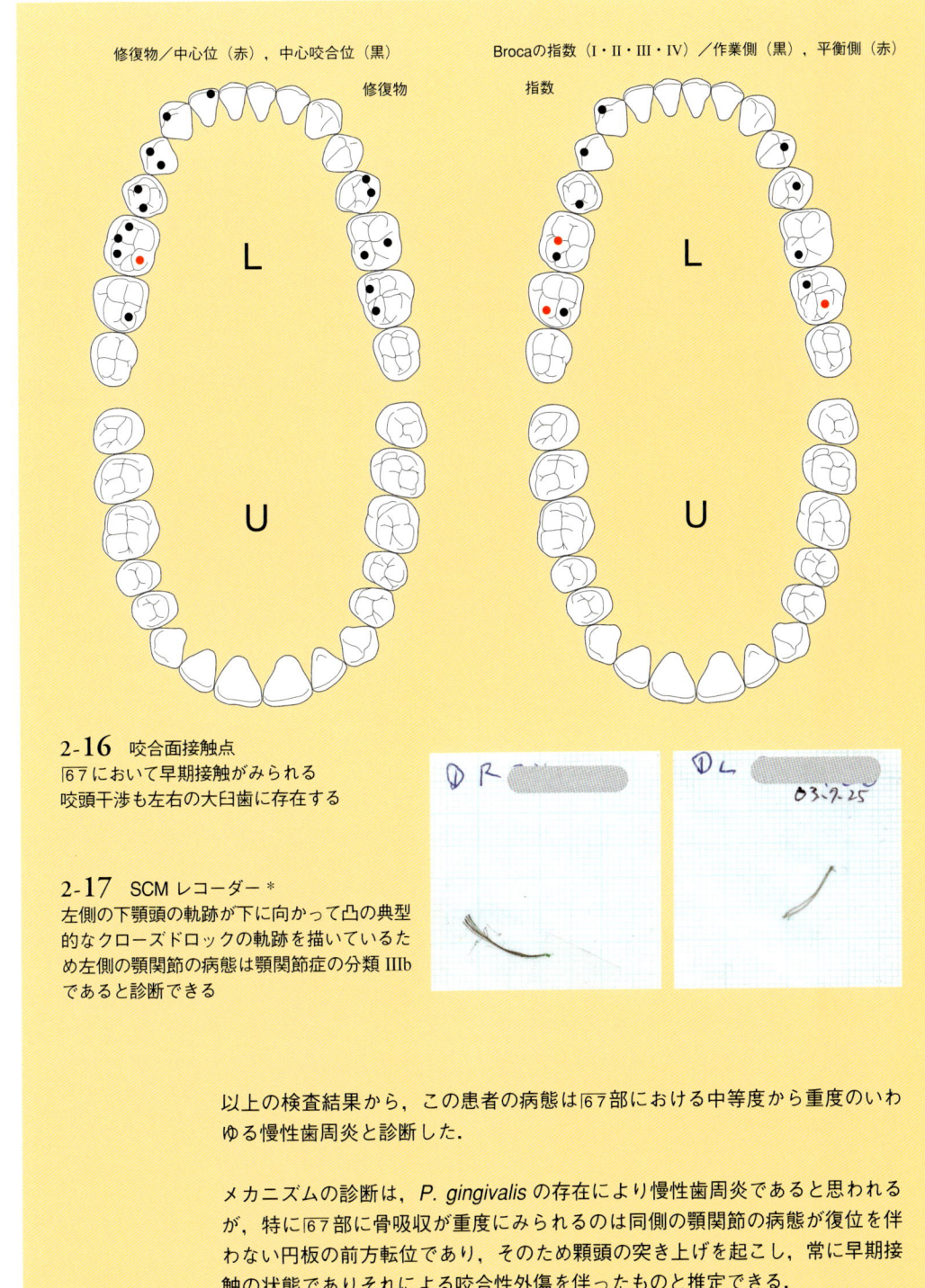

2-16 咬合面接触点
|67において早期接触がみられる
咬頭干渉も左右の大臼歯に存在する

2-17 SCMレコーダー＊
左側の下顎頭の軌跡が下に向かって凸の典型的なクローズドロックの軌跡を描いているため左側の顎関節の病態は顎関節症の分類 IIIb であると診断できる

　以上の検査結果から，この患者の病態は|67部における中等度から重度のいわゆる慢性歯周炎と診断した．

　メカニズムの診断は，*P. gingivalis* の存在により慢性歯周炎であると思われるが，特に|67部に骨吸収が重度にみられるのは同側の顎関節の病態が復位を伴わない円板の前方転位であり，そのため顆頭の突き上げを起こし，常に早期接触の状態でありそれによる咬合性外傷を伴ったものと推定できる．
　これらの検査がなければ歯周病の病態のみに対する治療計画を立案してしまい，結果として治療は奏功しない．また同部にクラウンを装着する場合，患者は常に過高を訴えるため顎機能検査を行っていないと，誤って低位咬合のクラウンを装着する危険性がある．そのためさらに顆頭を突き上げ，クローズドロックの状態はますます悪化する結果となる．

＊　SCMレコーダー (p.33 脚注参照)

3 診査・診断から診断用ワックスアップへ
From examination/diagnosis to diagnostic waxing-up

1 初診時の顎機能診査の重要性

　初診時にスクリーニングとして顎機能に関する診査を行うことは不可欠である．顎機能検査で問題がなければそのまま治療に入って行くことができる．

　もし顎関節に問題があり，なおかつ顎関節症の治療を行うのであれば，マニピュレーションあるいはスプリント治療等によって顎位の安定を模索する．そして顎関節治療後，安定した顆頭位が得られた後にフェイスボウトランスファー，セントリックバイト（必要ならば側方のチェックバイト）を採得し咬合器装着を行う．咬合器上で咬合診査を行い，口腔内のシミュレーションとして咬合調整を行う．その後，必要であれば診断用ワックスアップの製作にとりかかる．

2 診断後に診断用ワックスアップへ進む

　顎機能に関する診断後に歯冠修復処置の概略をプラニングする．もし歯冠修復を予定する歯およびその周囲の歯，対合歯などの位置や形態に機能的，審美的な修正が必要とされないと判断した場合は，診断用ワックスアップをすることなく修復治療をスタートできる．

　次のようなケースでは，機能や形態に加わる治療を行うことなく，それらをビジュアライズ化する手段として診断用ワックスアップを行う．
①最終修復歯の形態やそのバランスをイメージするのが困難な多数歯の治療
②顎位の変更が生じるとき
③審美性をより精密に診断する必要があるとき
④側方ガイドを付与するときなど，顎機能に深くかかわる修復予定歯の形態や部位の決定に確信が持てないとき

診断──→機能的，審美的な修正が必要か否か──→必要　………診断用ワックスアップを行う
　　　　　　　　　　　　　　　　　　　　　　　→必要ない　…診断用ワックスアップを行わない

　本書では，多くの診断用ワックスアップを行ううえでの要点や症例が示されると思うので，ここでは，一例として診断用ワックスアップを行わずに歯冠修復治療に進んだ症例を示して，その理由を解説する(3-1)．これにより，診断用ワックスアップの要諦あるいは歯科治療における診断の重要性が理解していただけるものと考える．

3-1 診断用ワックスアップを必要としない歯冠修復例

|5 に象牙質深部に及ぶコンポジットレジン修復によって歯髄症状が出たため他院にて歯髄処置を行った後, 当院を受診された.
歯質の実質欠損が大きく破折の危険性があったのでクラウン処置をよぎなくされた. SM 値 *1, LB 値 *2 は高く, プラーク蓄積量も多く, トータルリスクスコア *3 は 12 であった. 歯周病原性菌は検出されず喫煙習慣もないため歯周病的なリスクは少ないと考えた. 顎機能検査において側方からの顎関節触診, 筋触診ともに全く異常は認められず, 通常のスケーリング, ルートプレーニング, TBI ののち歯冠修復処置に入った.
歯の形態, 位置など全く問題なく周囲との形態的な調和はとれているため, 診断用ワックスアップを行うことなく, 接着性レジン支台築造後に支台歯形成を行い, 口腔内で製作されたプロビジョナルクラウンにて経過観察後, 修復物の製作に入る

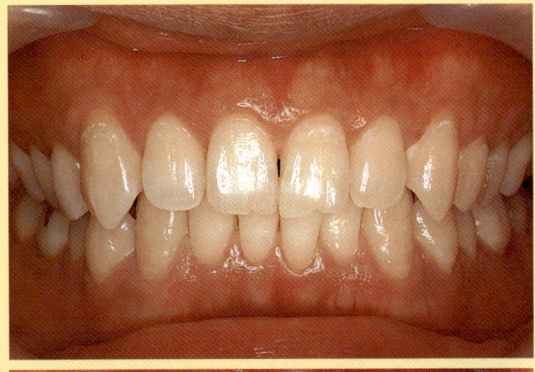
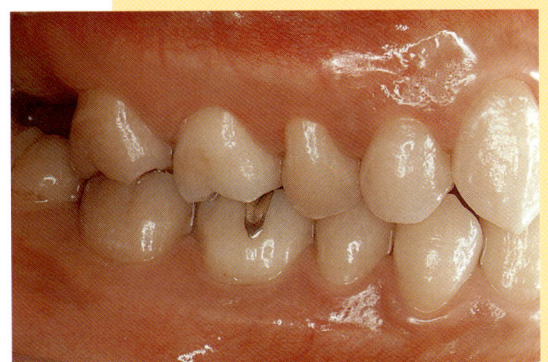
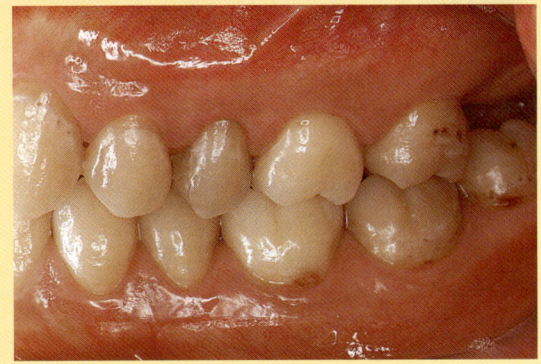
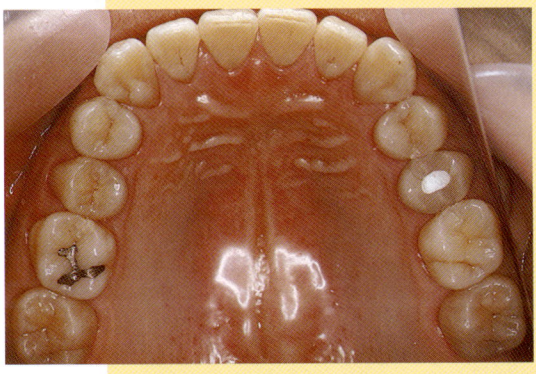

*1 スティックに唾液を付着させ, 選択培地で Mutans streptococci を培養しコロニー数の log 値で齲蝕原性菌のリスクを判定する
*2 寒天培地のプレートに唾液を流し, 培養した後コロニー数により口腔内の乳酸桿菌 (Lactobacili) の量を判定する

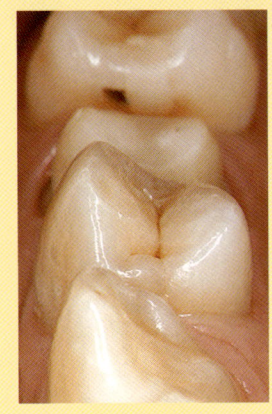
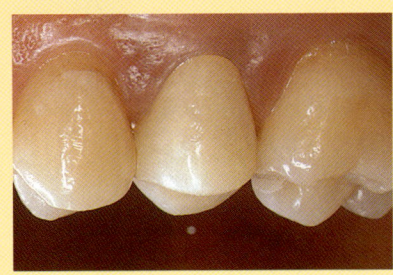
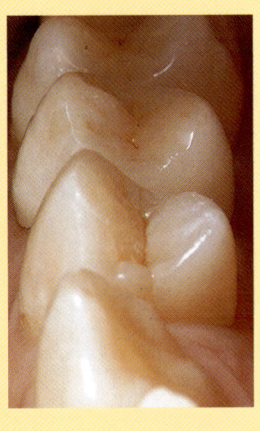

*3 唾液緩衝能, 飲食回数, SM, LB などカリエスリスクのスコアを合計した値. 熊谷は, この値を 11 以下にコントロールできれば 90 ％の確率でカリエスフリーが達成できるとしている

4 なぜ診断用ワックスアップは必要なのか
Why is diagnostic waxing-up needed?

1 診断用ワックスアップの有効性と必要性

　診断用ワックスアップは，歯科医師や歯科技工士にとって有効であるばかりか患者にとっても，自分の口腔内がどのように最終的に治療されるのか具象化され，今後の治療内容を理解できる大変有効な方法であると思われる．また歯冠修復処置の選択において，咬合接触関係や積層されたワックスの量から，たとえばコンポジットレジン，ポーセレンラミネ

4-1　ポーセレンインレー，オンレー

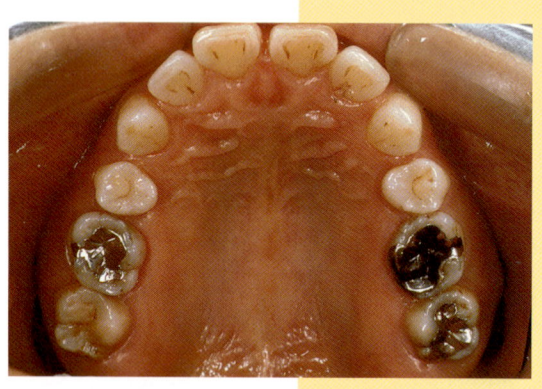
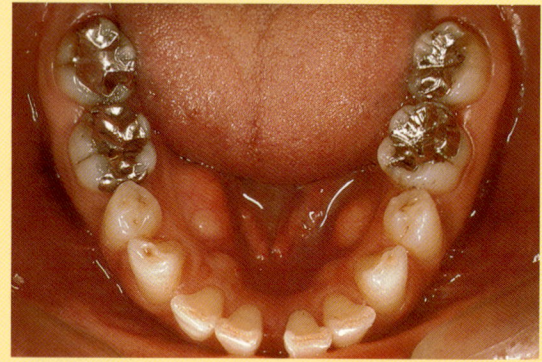
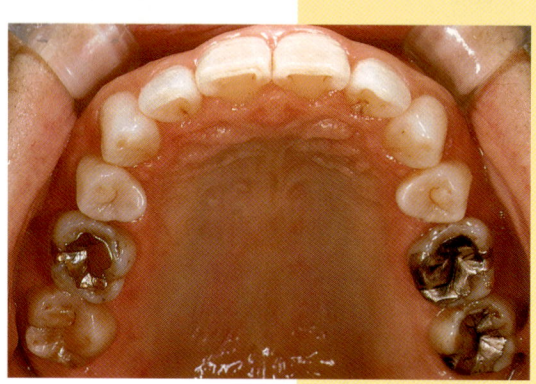
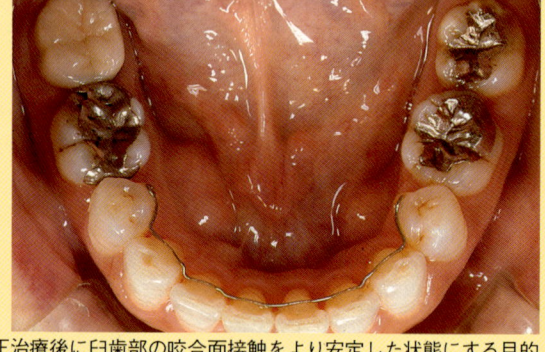

（上段）矯正治療前
（下段）矯正治療後

矯正治療後に臼歯部の咬合面接触をより安定した状態にする目的で修復歯，修復内容を決定するために診断用ワックスアップを用いる

成人矯正終了後に，矯正前に存在していた咬合面接触状態と矯正後の咬合面接触状態の違いをファンクショナルマウントした診断用ワックスアップを用いて診査，診断した結果，既修復の臼歯部に歯冠修復の必要性を認めた．歯冠修復内容としてはセラミックスによるインレーとオンレーを選択してセントリックストップの安定化を考慮した

ートベニア，部分被覆冠，全部被覆冠といった順序で，最小で最適な治療オプションを選択し決定することができる．また，欠損部分へインプラントを用いる場合は，インプラント埋入位置と最終補綴物との関係やインプラントと残存天然歯との関係を診査，診断するうえで有効である．

(1) 診断用ワックスアップを必要とする症例とは

最終補綴物のゴール設定によって診断用ワックスアップを使用する目的は異なってくる．その代表的な症例を3例挙げて解説する．

①ポーセレンインレー，オンレー(4-1)
②ポーセレンラミネートベニア(4-2)
③インプラント(4-3)

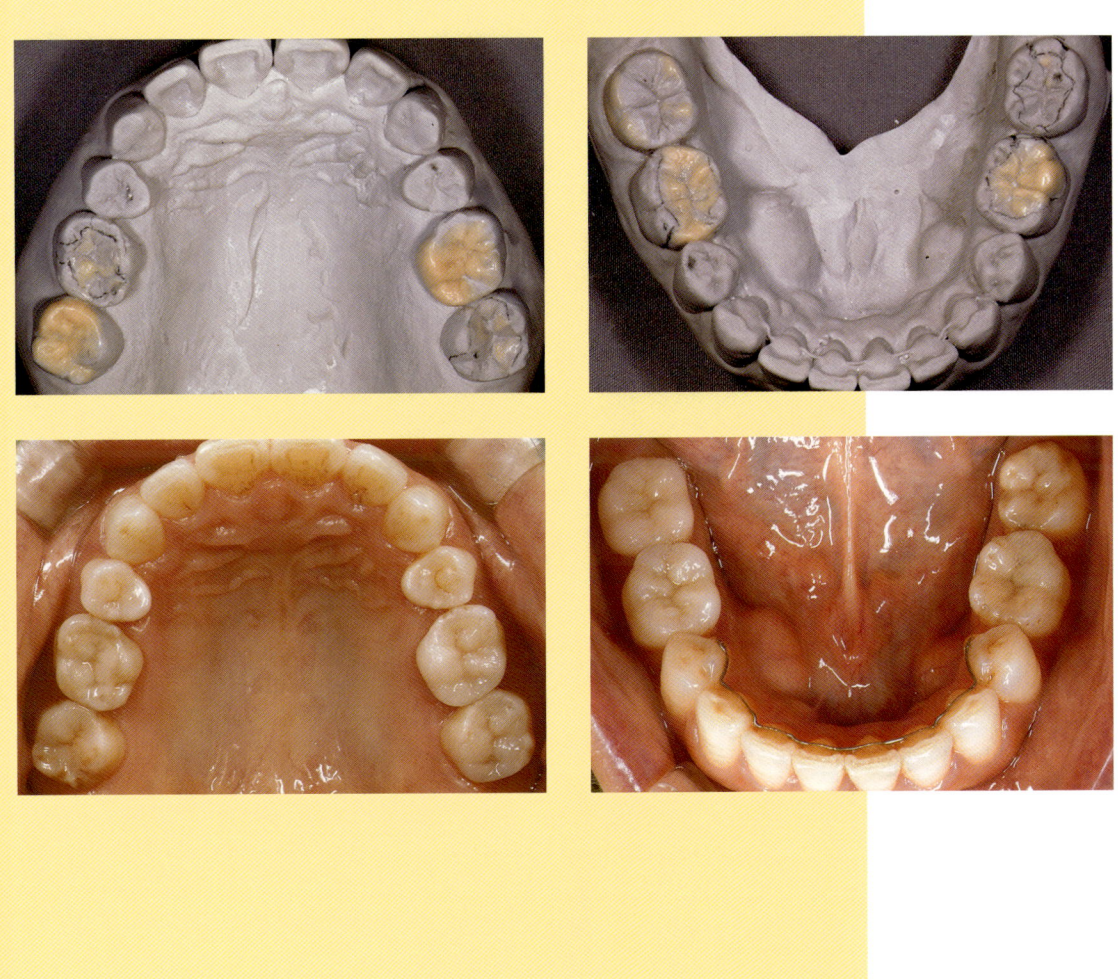

4-2 ポーセレンラミネートベニア

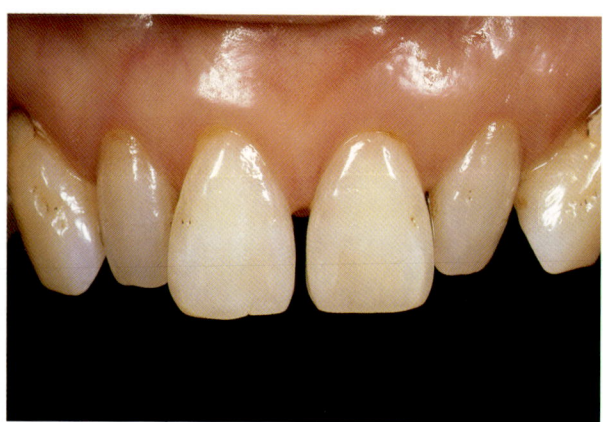

ポーセレンラミネートベニアによる修復歯の範囲と歯質切削量を決定するために診断用ワックスアップを用いる.
審美的な問題は上顎前歯部の歯列不正と歯間離開であったが,矯正治療を用いずに修復することが患者の要望であった

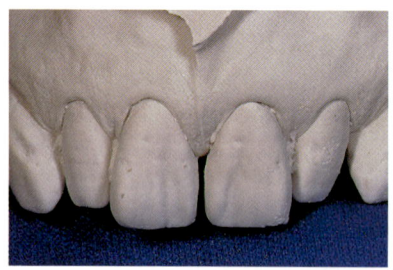 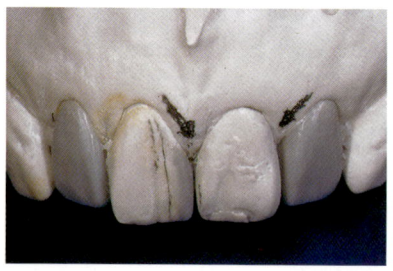 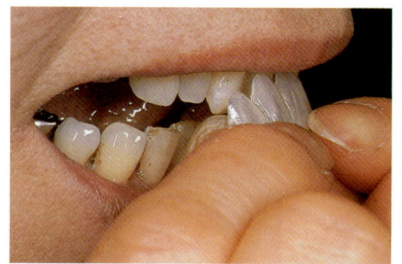

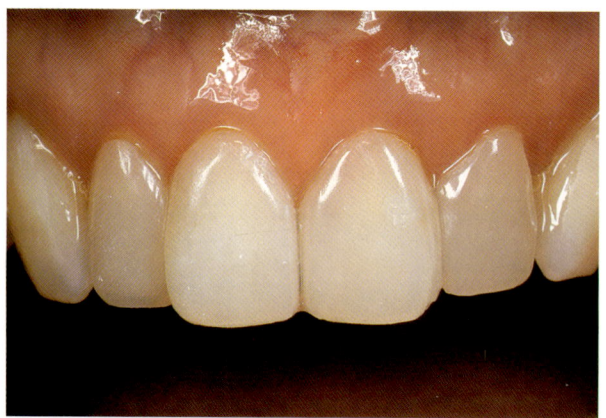

プロビジョナルレストレーション.エステティックマウントした診断用ワックスアップを通して修復歯と修復内容を診査,診断した結果,上顎前歯4本をポーセレンラミネートベニアで修復することで審美的な改善を図ることができることが判断できた

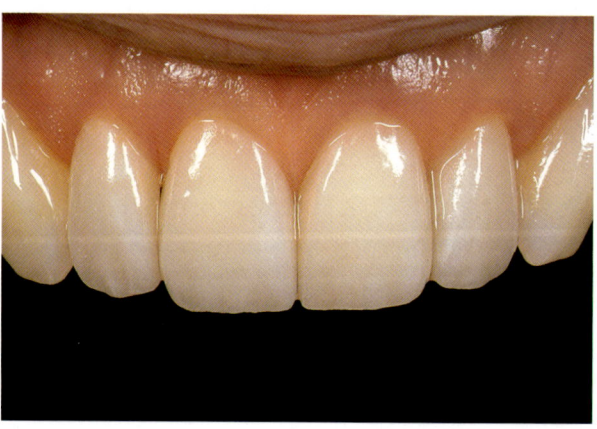

最終修復物装着

4-3 インプラント

機能的，審美的問題を解消するための修復歯，修復内容を決定するために診断用ワックスアップを用いる．
下顎両側臼歯部に欠損を生じていた患者に対して，インプラント埋入位置と残存歯との調和を形態的に診査，診断する目的で，ファンクショナル＆エステティックマウントを行った後に，診断用ワックスアップを通して最終補綴計画を立案した

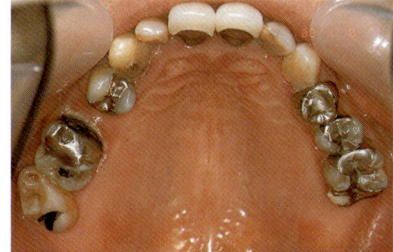
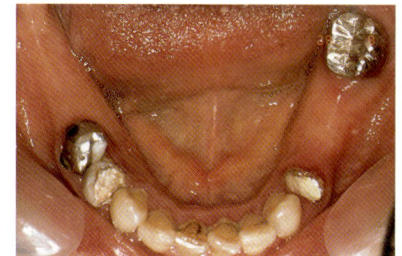
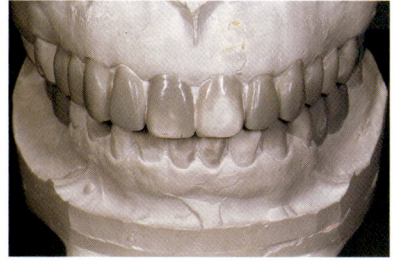
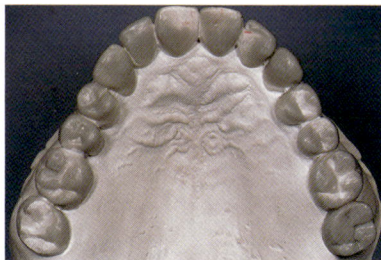
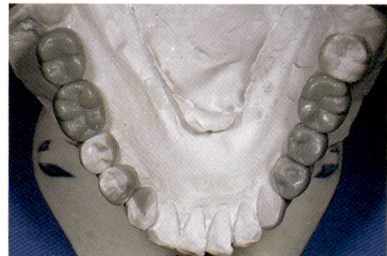

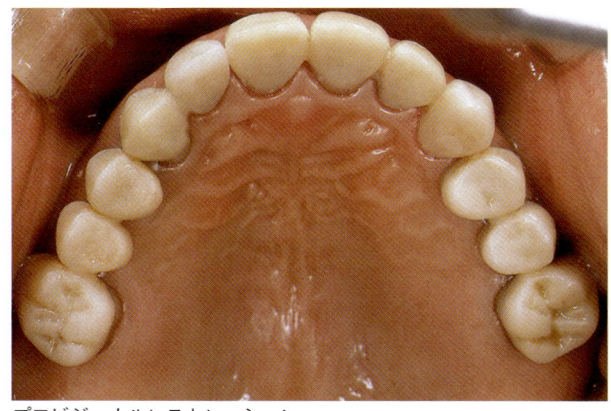
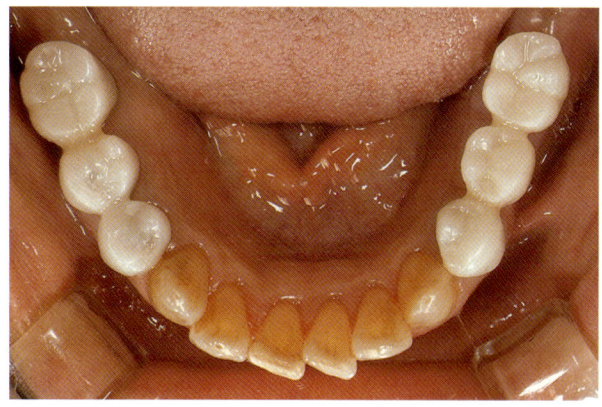

プロビジョナルレストレーション

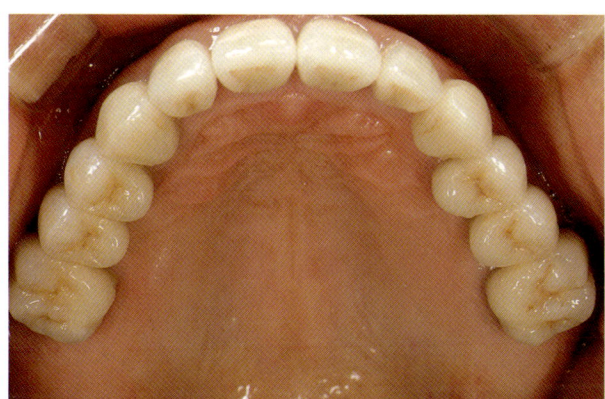
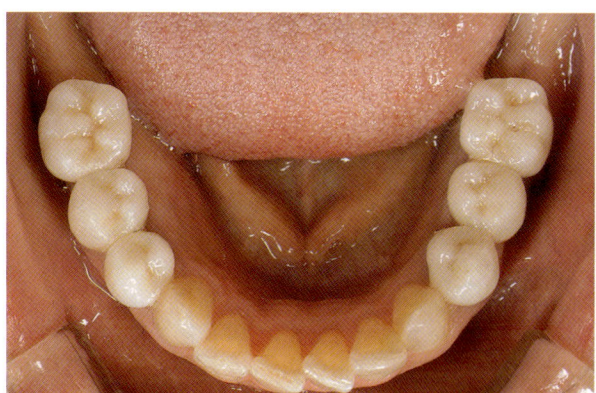

最終補綴物装着

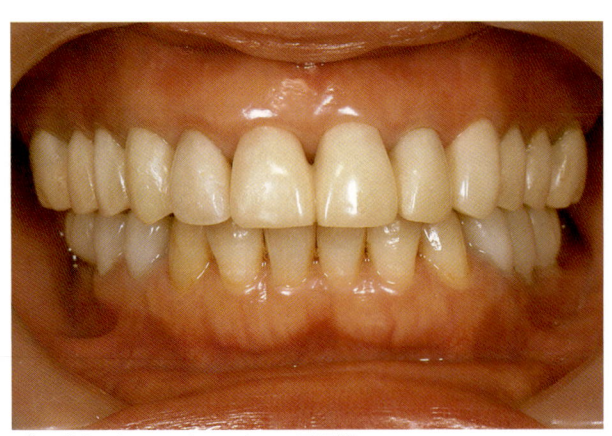

プロビジョナルレストレーション正面観

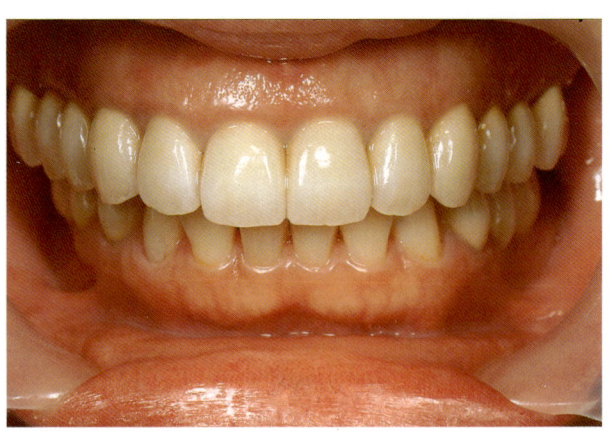

最終補綴物装着時正面観

2 診断用ワックスアップ製作のための基準

診断用ワックスアップを行う際には，患者の口腔内の状態を改善するうえでいくつかの平均的な基準を考慮しながら機能的，審美的な形態回復を行う必要がある(4-4)．

4-4 診断用ワックスアップにより歯冠形態を回復するための基本事項

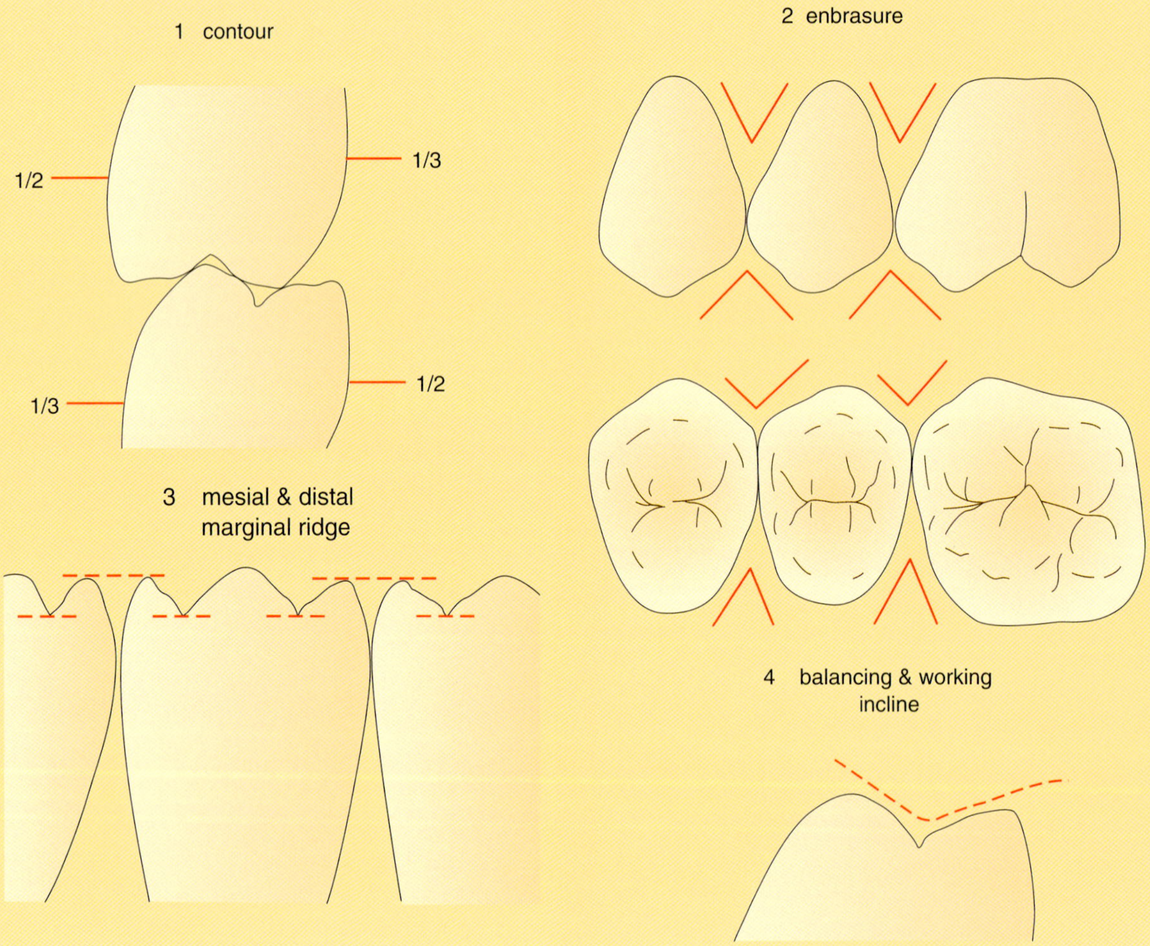

1 contour
1/2
1/3
1/3
1/2
2 enbrasure
3 mesial & distal
marginal ridge
4 balancing & working
incline

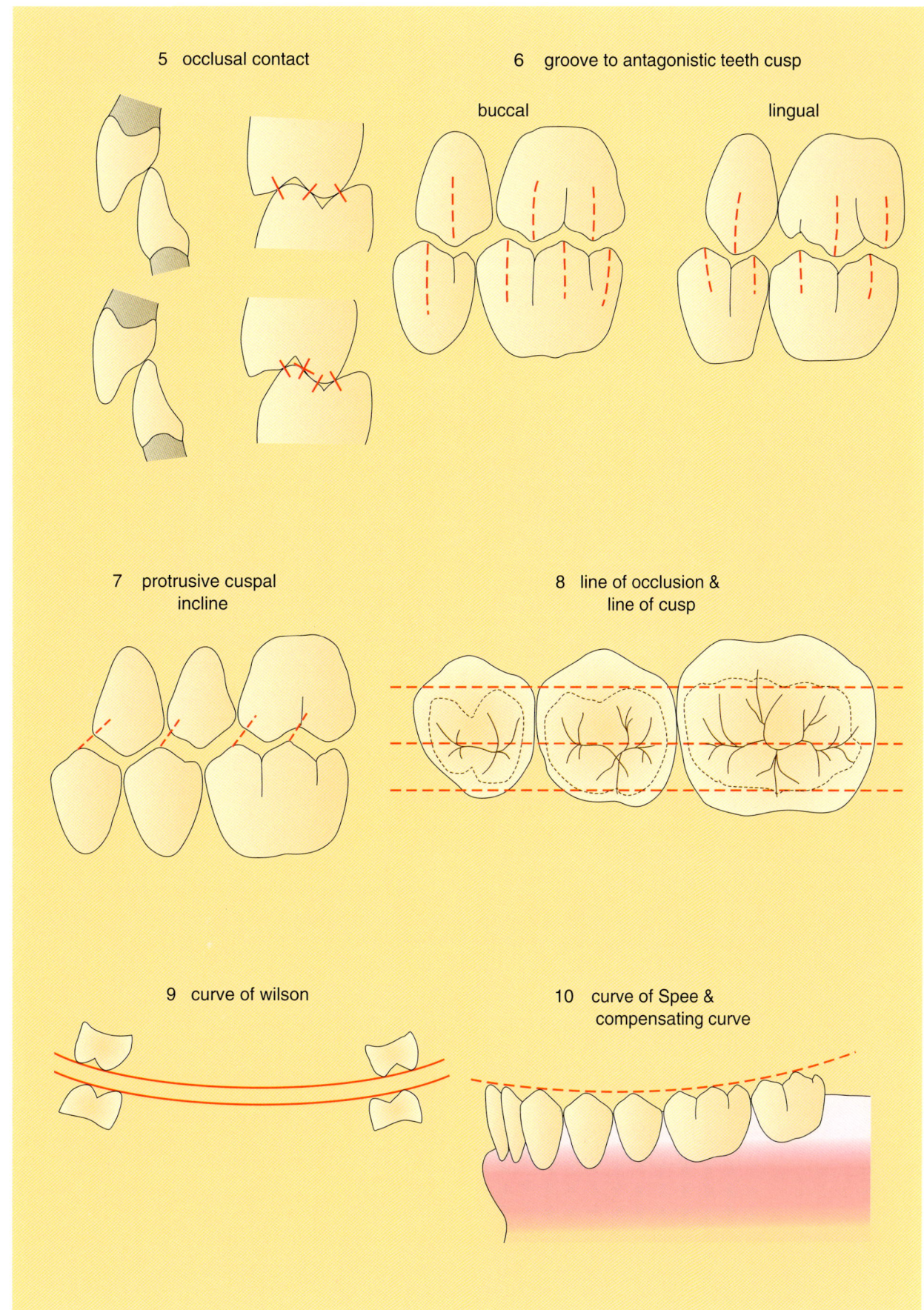

（1）歯の大きさ(4-5)

歯の大きさに関しては，さまざまな統計データが存在するが，その数字的な差は小数点以下1桁であり，臨床的にほとんど問題にならないと考えられる．

歯冠崩壊の激しい症例や欠損部分へインプラントを用いる症例に診断用ワックスアップを行う場合，この平均的な歯の大きさ，

　①歯冠長（歯冠高径）
　②歯冠幅径
　③歯冠頰舌幅径
　④歯頸部の幅径

を考慮したうえで，歯冠修復歯の位置やインプラント埋入位置などを診査，診断する．

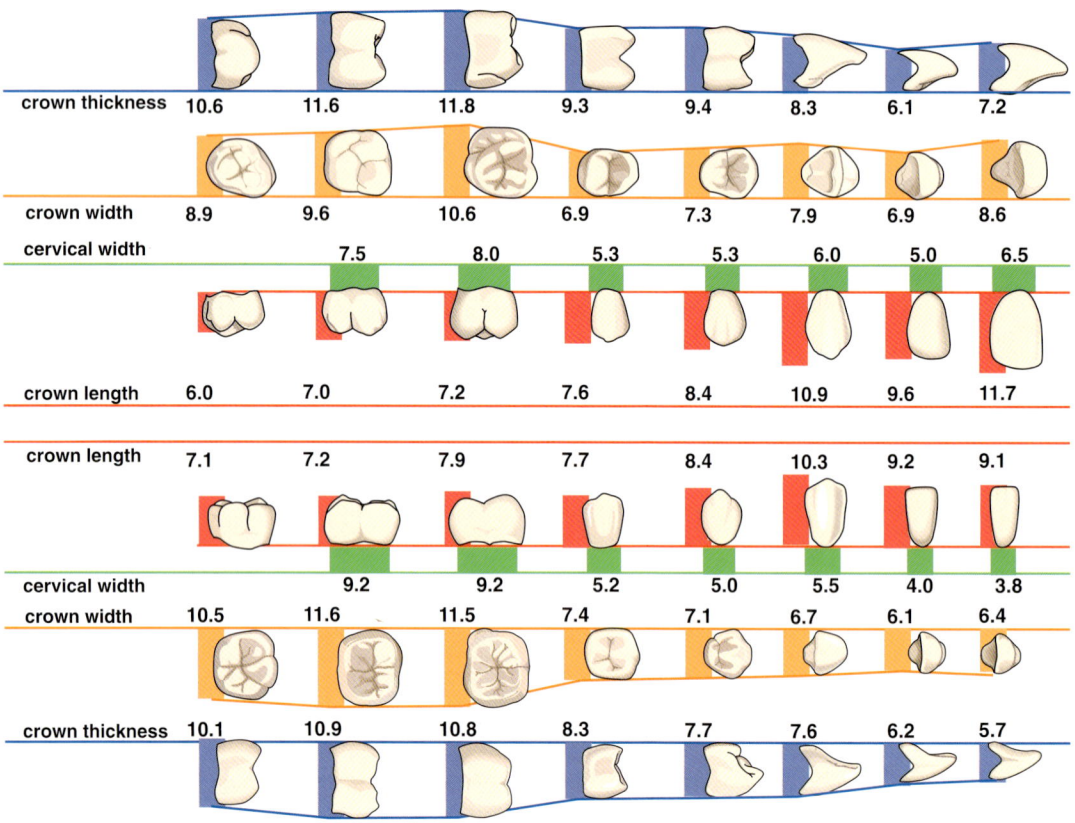

4-5　歯の大きさ（単位；mm）
（藤田恒太郎，桐野忠大：歯の解剖学．金原出版，東京，1976．Linek HA: Tooth carving manual. Wood and Jones, Pasadena, 1949.）

（2）歯と歯列の均衡
i）上顎前歯切縁および臼歯咬頭の位置を決定するための基準(4-6)

フェイシャルカスプライン（facial cusp line）は，4-6(a〜e)の項目がガイドラインとなる．

a〜eの5項目に則って得られたフェイシャルカスプラインは，解剖学的な歯冠形態によって次のラインをつくり出す．

それぞれのラインはほぼ平行関係にある．また，アキシャルカントゥアライン（axial contour line）とトランジショナルアングルラインは各々平行にフェイシャルカスプライン（facial cusp line）とほぼ直行することを原則とする．

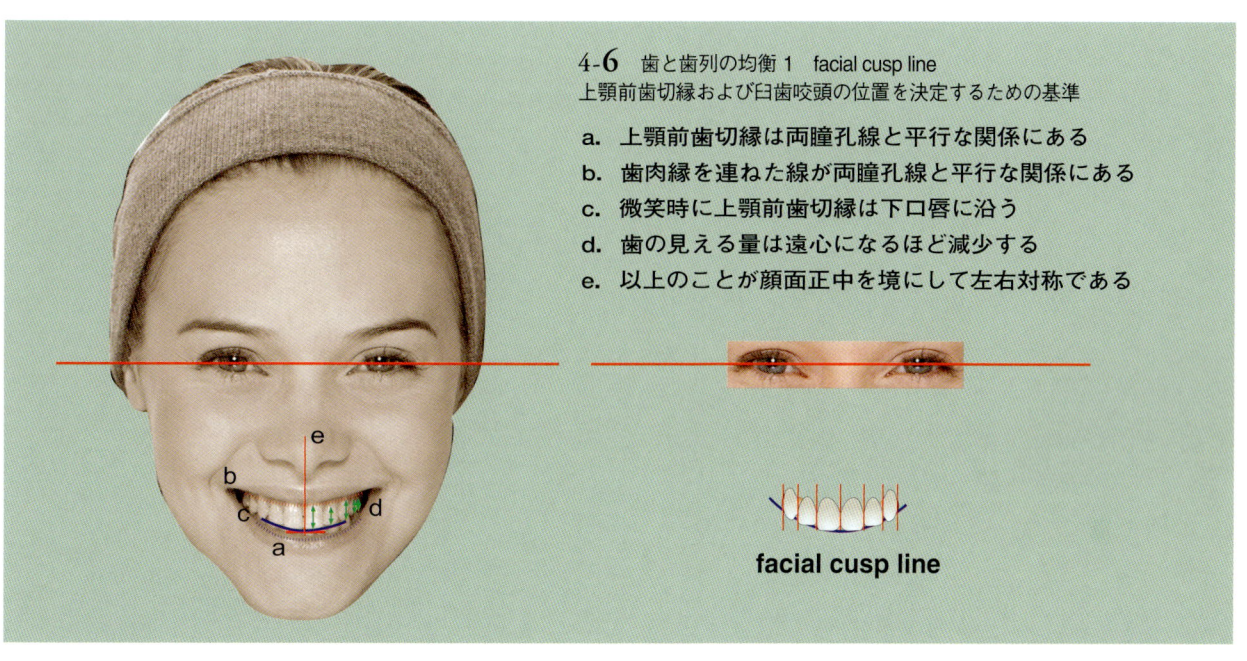

4-6 歯と歯列の均衡1　facial cusp line
上顎前歯切縁および臼歯咬頭の位置を決定するための基準

a. 上顎前歯切縁は両瞳孔線と平行な関係にある
b. 歯肉縁を連ねた線が両瞳孔線と平行な関係にある
c. 微笑時に上顎前歯切縁は下口唇に沿う
d. 歯の見える量は遠心になるほど減少する
e. 以上のことが顔面正中を境にして左右対称である

facial cusp line

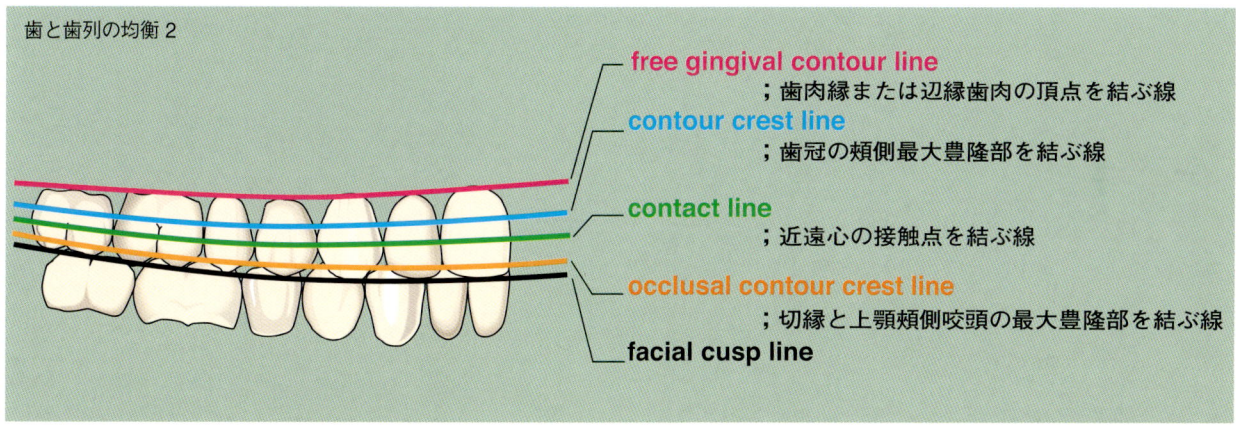

歯と歯列の均衡2

free gingival contour line
　；歯肉縁または辺縁歯肉の頂点を結ぶ線
contour crest line
　；歯冠の頬側最大豊隆部を結ぶ線
contact line
　；近遠心の接触点を結ぶ線
occlusal contour crest line
　；切縁と上顎頬側咬頭の最大豊隆部を結ぶ線
facial cusp line

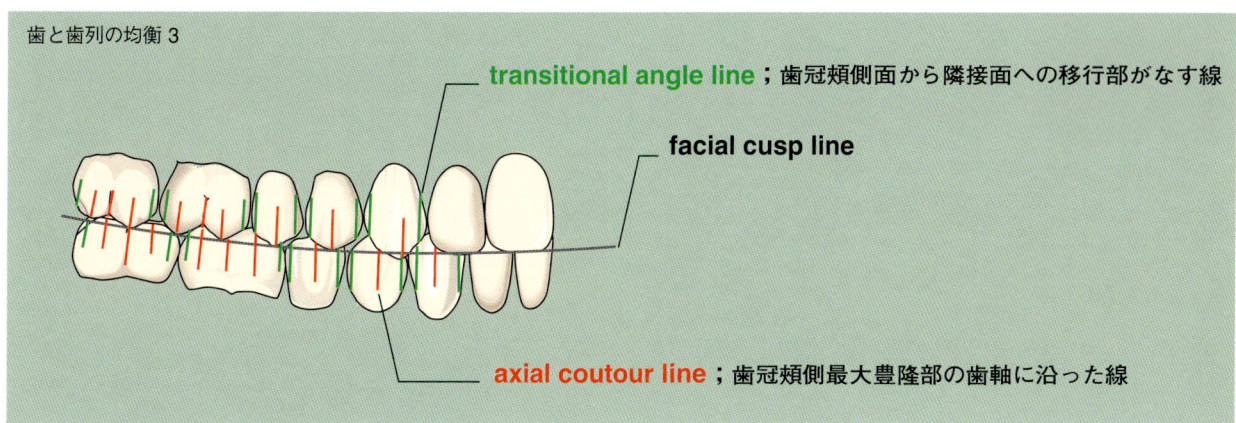

歯と歯列の均衡3

transitional angle line；歯冠頬側面から隣接面への移行部がなす線
facial cusp line
axial coutour line；歯冠頬側最大豊隆部の歯軸に沿った線

ii) 上下顎咬頭頂および中央窩の位置を設定するための基準(4-7)

フェイシャルカスプライン(facial cusp line)，ラインオブオクルージョン(line of occlusion)，リンガルカスプライン(lingual cusp line)は基準線に相似形に位置させる．

iii) 歯の比率(4-7，8)

美の数学的な表現とされるゴールデンプロポーション(1:1.618 = 0.618)が歯科においても審美的な基準として応用されている．日本人の歯列弓は白人に比べてやや緩い配列をしているため，Levinの提唱する比率を用いる場合は犬歯遠心面ではなく，犬歯尖端で合わせて考えるとよい．6前歯における長さと幅の比率は1：0.75〜0.8の範囲である．

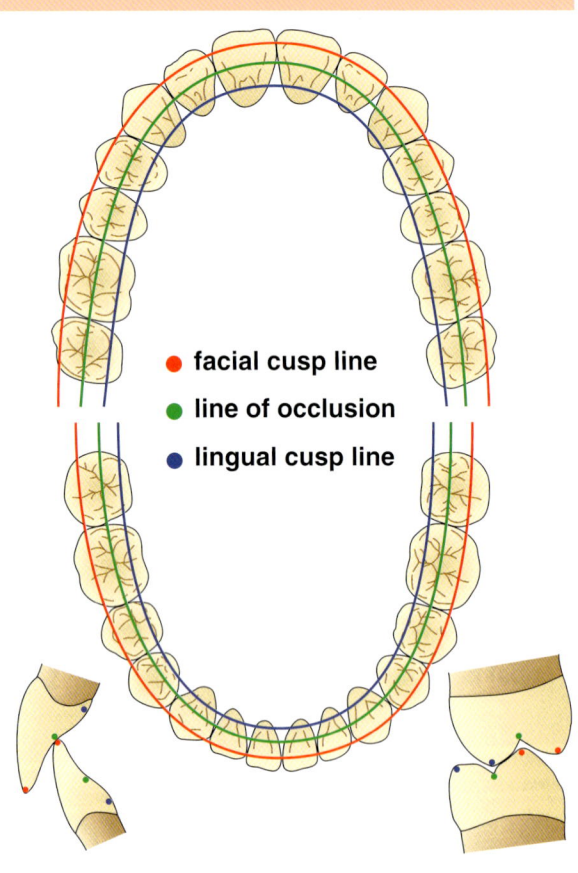

4-7 歯と歯列の均衡4
上下顎咬頭頂および中央窩の位置を設定するための基準

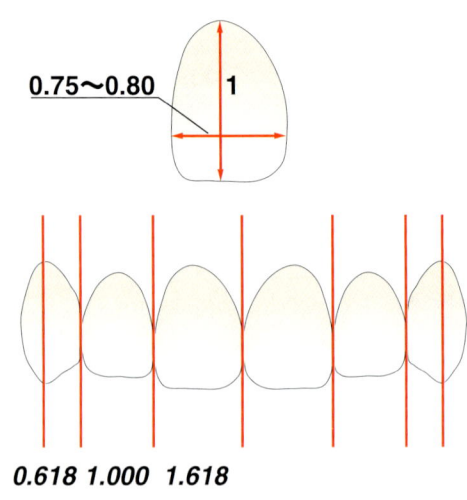

4-8 歯と歯列の均衡5
歯の比率(ゴールデンプロポーション)

（3）咬合平面（4-9）

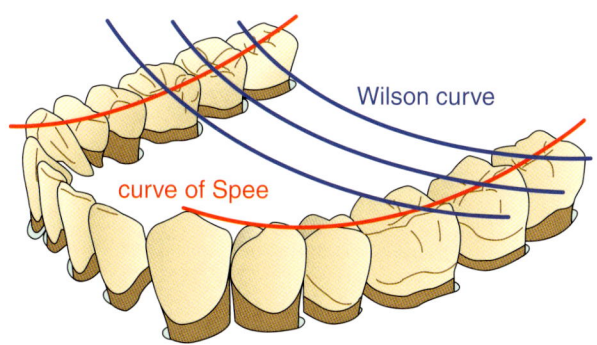

4-9 咬合平面（スピーの彎曲およびウィルソンの彎曲）

咬合平面には，矢状面断および前頭面断での干渉のない機能的滑走運動を可能にするうえで，診断用ワックスアップを行う際に各歯の解剖学的形態，歯軸方向により形作られるスピー彎曲（curve of Spee）およびウィルソン彎曲（Wilson curve）を付与する必要がある．

（4）歯と歯周組織との関係

i）歯肉辺縁の頂点（4-10）

一般に健康な口腔内においては，上顎中切歯および犬歯は歯肉の頂点が歯の長軸に対して遠心に位置する．上顎側切歯，下顎前歯では歯軸の延長線上に頂点が位置している．

ii）歯肉辺縁の高さ

Angle class Ⅰ においては，歯肉縁は中切歯に比べて側切歯が低く，犬歯がわずかに高い high-low-high の関係が保たれており，class Ⅱ においては，側切歯の水平的な歯肉縁の高さは中切歯より高い位置になる傾向がある（4-10）．

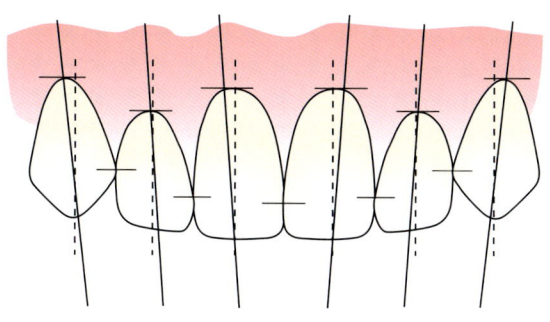 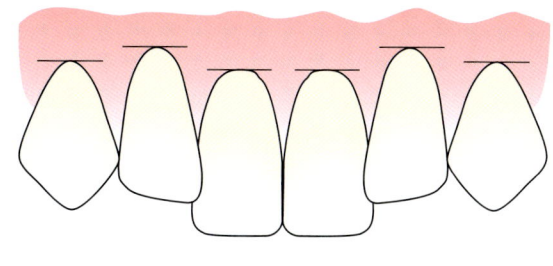

4-10 歯と歯周組織との関係1　歯肉辺縁の頂点と高さ
class Ⅱ では，右図のように歯周辺縁の高さが逆になることが多い

iii）歯のカントゥア（4-11）

カントゥアの決定基準は天然歯の解剖学的形態が参考となり，たとえば前歯部の唇側面は基本的に，

- サービカルランドマークライン（cervical landmark line）
- センターランドマークライン（center landmark line）
- インサイザルエッジランドマークライン（incisal edge landmark line）

の3面から成り立っているように，この基本の3面のなす角度が解剖学的な各歯の特徴と関連している．

一般的に天然歯を観察すると歯周組織の形態と相似形になっており，特に前歯部においては「側切歯＜犬歯＜中切歯」の順にカントゥアは大きく唇側へ張り出している．

(5) 残存歯とインプラント埋入位置との関係（4-12）

多少の位置異常に関しては歯冠修復処置によって回復することは可能である．しかし数歯の連結冠やブリッジにおいては，支台歯に位置異常や傾斜が認められれば，修復物の装着方向の関係から平行性が優先され，無理な設計を行うことになるので，形成後の歯髄炎を引き起こしたり，不適合修復物を製作する危険性が高くなる．このようなことを診断用ワックスアップの段階から診査，診断し，必要に応じて矯正治療のオプションを治療に取り入れるべきか，インプラントを用いるべきか補綴治療オプションを考慮する必要がある．

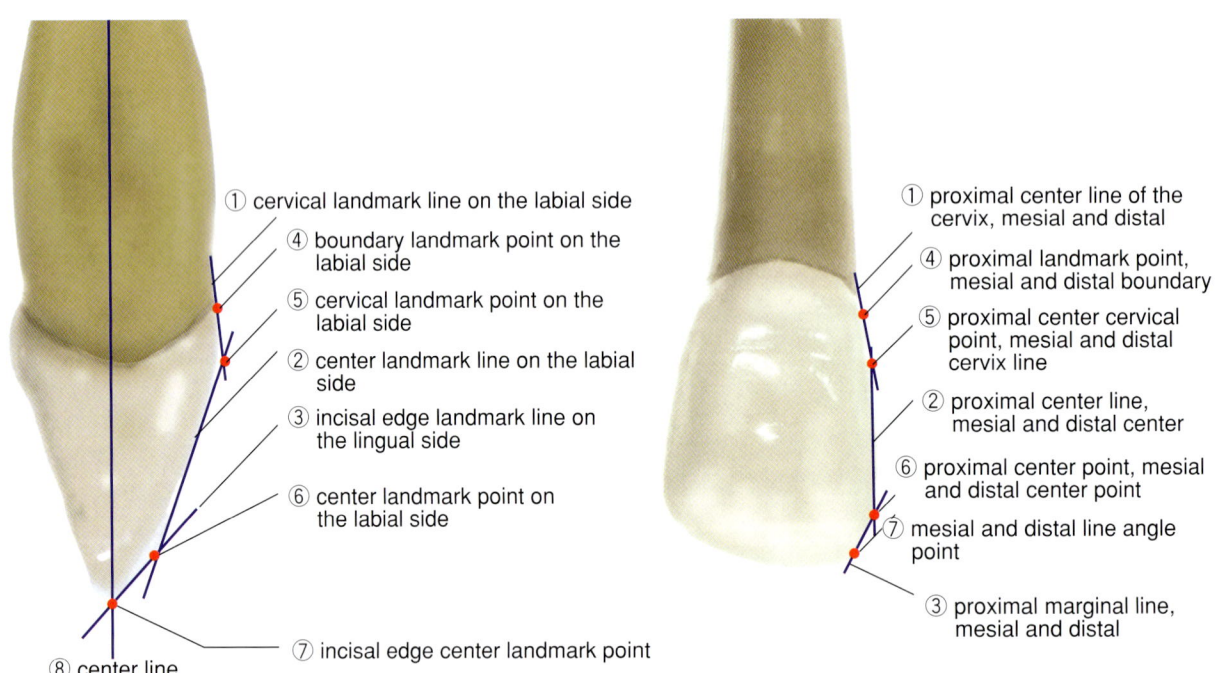

4-11 歯と歯周組織との関係2 歯のカントゥア
前歯部の唇側面はサービカルランドマークライン（cervical landmark line），センターランドマークライン（center landmark line），インサイザルエッジランドマークライン（incisal edge landmark line），そして隣接面はプロキシマルサービカルライン（proximal cervical line），プロキシマルセンターライン（proximal center line），プロキシマルマージナルリッジライン（proximal marginal ridge line），の基本の3面から成り立っている．この基本の3面のなす角度と交点の配置が解剖学的な各歯の特徴と関連している（Kuwata M, Goldman HM: Color atlas of ceramo-metal technology Vol.1. Ishiyaku EuroAmerica Inc, St.Louis-Tokyo, 1986, pp.45-62.）

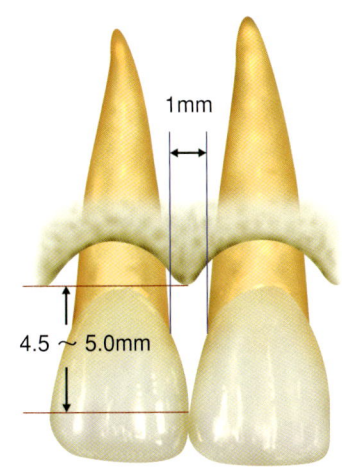
根の近接の限界：天然歯間＝1mm

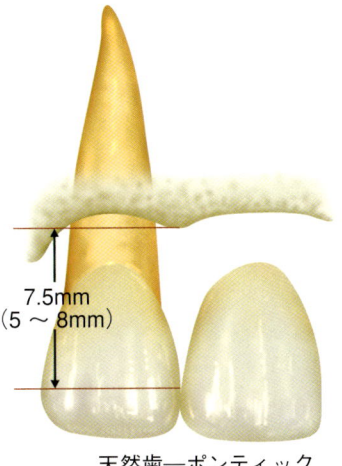
天然歯—ポンティック
骨頂—コンタクト＝7.5mm

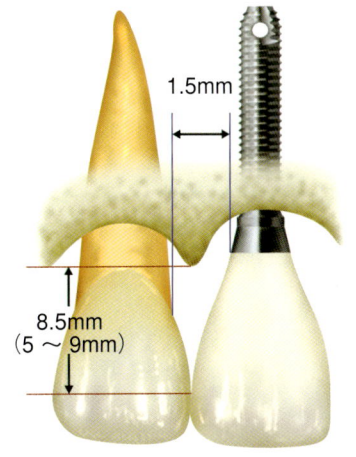
天然歯—インプラント間＝1.5mm
骨頂—コンタクト＝8.5mm

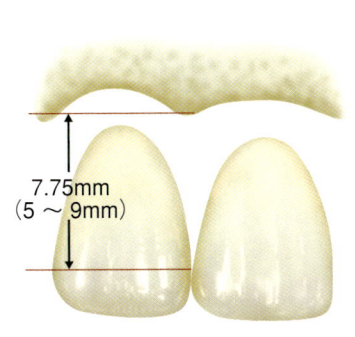
ポンティック間
骨頂—コンタクト＝7.75mm

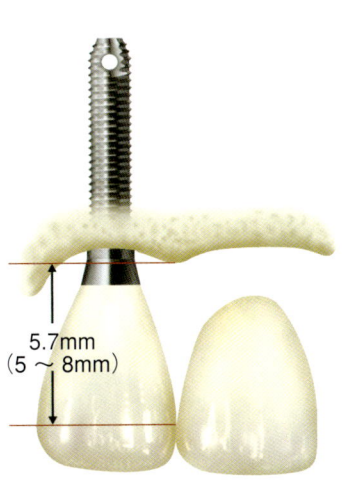
インプラント—ポンティック
骨頂—コンタクト＝5.7mm

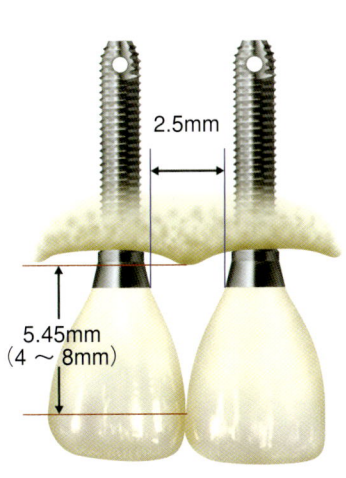
インプラント間＝2.5mm
骨頂—コンタクト＝5.45mm

4-12 残存歯とインプラント埋入位置との関係
ブラックトライアングルをなくすという観点からは，フィクスチャーに接するのは天然歯＞ポンティック＞フィクスチャーの順に有利である
(Salama H et al.: The interproximal height of bone: A guidepost to predictable aesthetic strategies and soft tissue contours in anterior tooth replacement. PPAD, 10(9): 1131-1141. 1998.)

　また，欠損部分へインプラントを用いる場合には，インプラントと天然歯との間の距離的関係，インプラントとインプラントとの間の距離的関係を考慮し，特に審美性に関連する部分においては，隣接する歯冠修復物と歯間乳頭の再生距離も考慮する必要がある．

(6) 歯のイリュージョン(錯覚)
　物体の大きさや形態は，光の反射，透過，そして屈折によって左右される．診断用ワックスアップにおいて歯の配列を行うとき，目の錯覚により調和が取れて見えるように歯冠形態を作るように工夫する．

歯冠幅径が同じでも歯冠高径が異なれば，目の錯覚を生じて歯冠幅径も異なっているように見える

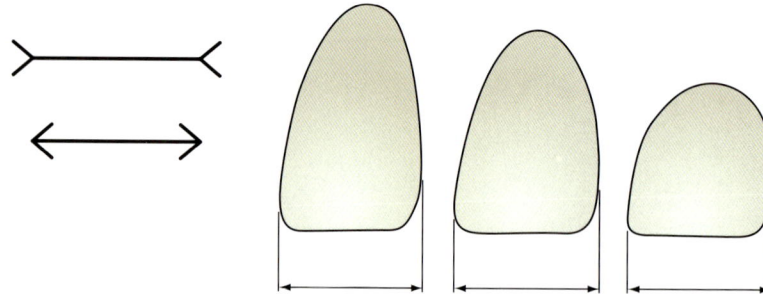

4-13　歯のイリュージョン1．歯冠幅径と歯冠長との関係
歯冠長が長ければ歯冠幅径は狭く，歯冠長が短ければ歯冠幅径は広く見える

形態的な要素で歯冠幅径を小さく見せるには，近遠心的な彎曲を増加させる．歯冠幅径を大きく見せるには，近遠心的な彎曲を減少させる

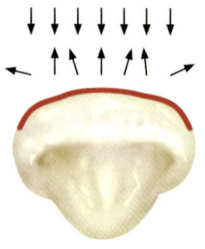 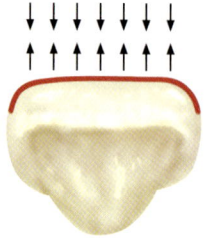 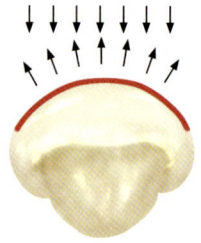

　　　　　　　　　　　　　　歯を広く見せる場合　　　　　歯を狭く見せる場合

4-14　歯のイリュージョン2．近遠心的な彎曲と歯冠幅径との関係（山﨑長郎：審美修復治療．クインテッセンス出版，東京，1999．）

歯冠長を短く見せるには，唇面を丸型にして豊隆部を切端側に位置させる．歯冠長を長く見せるには，唇面を平坦にして豊隆部を歯頸側に位置させる

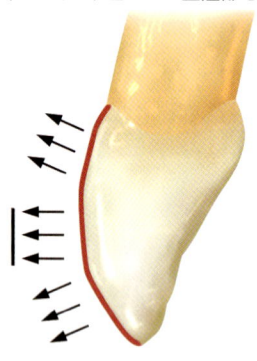 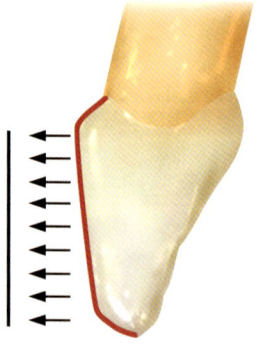 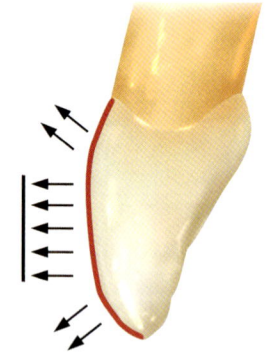

　　　　　　　　　　　　　　歯冠高径を長く見せる場合　　　歯冠高径を短く見せる場合

4-15　歯のイリュージョン3．唇面の形態と歯冠長との関係（山﨑長郎：審美修復治療．クインテッセンス出版，東京，1999．）

診査・診断と診断用ワックスアップ

2

診断用ワックスアップの製作法

Fabrication of diagnostic waxing-up

1 診断用ワックスアップ製作のプロセス
Fabrication process of diagnostic waxing-up

　診断用ワックスアップの製作において重要なことは，製作に必要かつ十分な情報が診療室から技工室へ漏れなく伝わることである．製作するに十分な基準が示されていない情報では，歯科技工士は診断用ワックスアップを製作する事は不可能である．もし，適当に作製したとしてもその診断用ワックスアップには確固とした基準がなく診断や治療のツールとしての役割を果たすことはできない．

　なお，診断用ワックスアップは歯科技工士が行わなければいけないという規則はなく，歯科医師が十分に熟達して行うことができれば何ら問題はない．

1 診断用ワックスアップに必要な（技工室へ伝達すべき）情報と資料

(1) 伝達すべき情報 (1-1)

患者の要望
　　　　審美的には，特に6前歯に対する患者の理想
現病歴
　　　　………現在に至るまでの歯科治療の状況
患者の年齢，性別
　　　　………歯の長さ，歯冠外形に関係する
決定された修復歯
　　　　………咬合器上での診査，診断を通して決定された修復の必要性

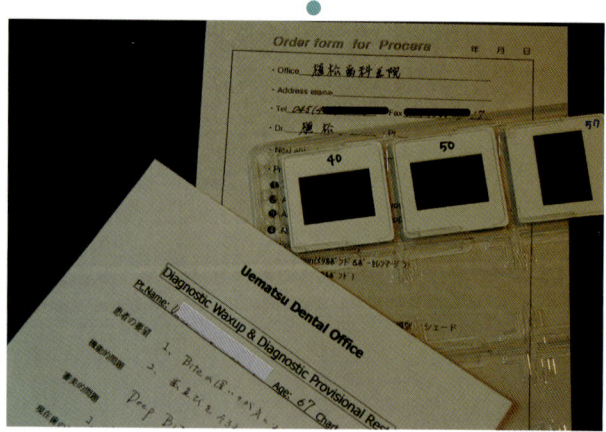

1-1　伝達すべき情報の一部

修復歯に関する情報
……齲蝕の大きさ；インレー，オンレー，クラウンなど歯冠修復内容を左右する情報
……生活歯または失活歯；形成限界を考慮し歯冠形態を決定する情報
……歯の位置，軸面形態；矯正治療の情報
……歯冠修復内容；欠損部をブリッジ，インプラントまたは有床義歯にするかなどの情報
……歯周形成外科予定；歯肉レベルの変更を伴うような歯周形成外科を予定している場合は，最終的な歯冠長を決定するうえで情報が必要である

インプラント埋入位置
……残存歯とインプラント，インプラントとインプラントとの間の距離の違いから歯冠修復歯の位置，歯冠幅径を決定するうえで必要な情報

(2) 伝達すべき資料

スライド(顔貌，口腔内写真＜1-2＞)
……顔貌写真；歯の外形，歯の大きさの参考資料
……口唇と前歯の関係；歯の長さ，歯の幅径の参考資料
……下口唇と前歯切縁との関係；上顎前歯の唇舌的位置関係の参考資料

咬合器装着された模型またはフェイスボウ＜1-3＞，セントリックバイト
……水平的審美平面，垂直的審美平面の情報も模型上へトランスファーする

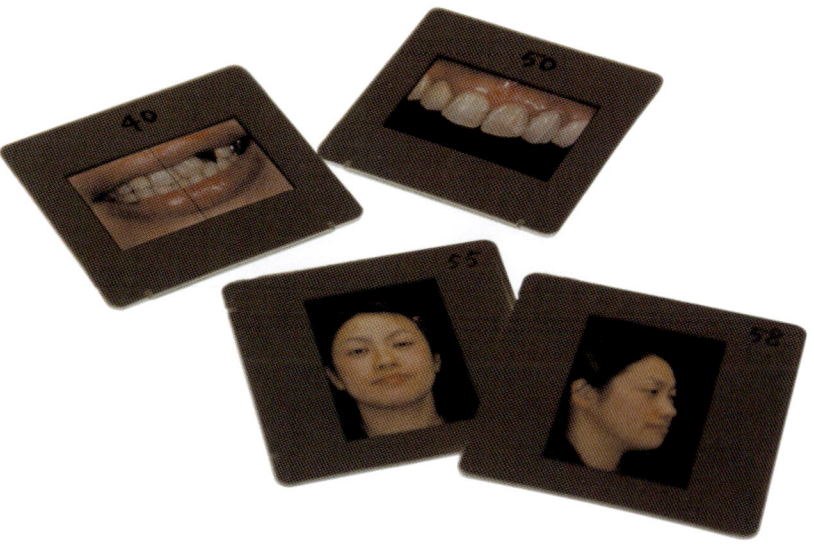

1-2 診断用ワックスアップの製作に使用する顔貌，口腔内写真等の資料

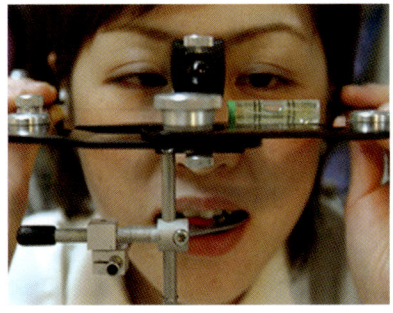

1-3 診断用ワックスアップに必須のフェイスボウトランスファー

測定した顆路傾斜角の記録または側方チェックバイト

使用咬合器の種類，番号

技工指示書（Table 1-1）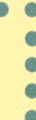

Table 1-1 診断用ワックスアップのための技工指示書

診断用ワックスアップのためのラボサイドへの伝達情報

下顎は右側に3mmほど偏位しており中心位へ誘導してもその位置は変わらない．

■診断および病態の推定■

- 左右上下臼歯部の不良な歯冠修復物により，また重度のブラキシズムにより臼歯の咬合崩壊が始まる．歯周病的なファクターも複合しているかもしれない
- 臼歯部の咬合崩壊に伴い「前噛み」が発現．唇側歯槽骨の分量が十分に存在していたためか，前歯部はフレアアウトを生じず下前歯切端部の咬耗となって現れる
- 臼歯部においては咬合崩壊，歯冠修復物の摩耗を生ずるが，咬合高径は減じることなく歯槽骨の挺出により垂直的な咬合高径にはほとんど変化を生じていないと考える
- 口唇閉鎖をさせ安静位の咬合高径を計ると最大咬頭嵌合位との距離の差が2mmであることからもそれがうかがえる
- 上顎前歯部のジンジバルスキャロップの位置はほぼ正常と思われる
- 上顎左側前歯部の歯頸部を|1，|2，|3の順番で0，1.5，2mm長くする
- 上顎左側の臼歯部の挺出量は|4で約3mmである．後方歯に行くに従い自然に移行する
- 下顎前歯部の切端の摩耗に伴い下顎前歯部の歯槽骨は挺出しその量は約3mmである

■チェアサイドにおける診断用ワックスアップの設計指針■

- |1，|2，|3はそれぞれ切端の長さを0，1，3mm長くする．そして自然な長さを回復する
- |4，|5は歯冠長が約7mmくらいになるようにする
- |6，|7は歯冠長が約6mmくらいになるようにする
- 上顎左側の咬合平面はこのようにして自然に移行する
- 上顎右側はインプラント植立が不可能であると考えられるためパーシャルデンチャーを設計する
- 下顎左右側臼歯部の位置はほぼ正常と考えられる
- これに沿って歯頸部のラインを合わせていくと下顎の6前歯は歯肉を2.5mm長くしなければならない．現在，下顎前歯の長さは5mmであるため，歯肉を長くすると7.5mmとなる
- X線上での計測で下顎前歯は切端から骨頂まで約10mmである．そうすると歯肉縁から骨頂までは2.5mmとなるのでハイクレストとなる
- よって，下顎の6前歯については歯肉を2mm長くし，残り1mmの長さはインサイザルピンを1mm挙上することで補正する．これにより右側におけるデンチャースペースも確保される
- 下顎はインプラントを予定している

2 目的に応じたフェイスボウトランスファー

フェイスボウトランスファーは，頭蓋に対する上顎の位置を咬合器上に再現するうえで不可欠な操作であり，また，この関係が正確に咬合器上に再現されていないと，チェックバイトを介して固着された下顎歯列の運動経路は，生体と同じ運動経路を示すことにはならない．これは，咬合器上の運動中心であるコンダイルの位置が頭蓋における生体の顆頭の位置と一致していないことによる．

そのため，フェイスボウトランスファーは必須であるが，この操作も，その目的によって，以下のように三つの方法がある．

（1）ファンクショナルマウント（1-4）

機能に重点を置いて咬合器へ模型を固着する場合に用いる方法である．ファンクショナルマウントによるフェイスボウトランスファーの問題点は，審美的水平面と咬合平面との関係が実際の口腔内と著しく異なる場合があることである．

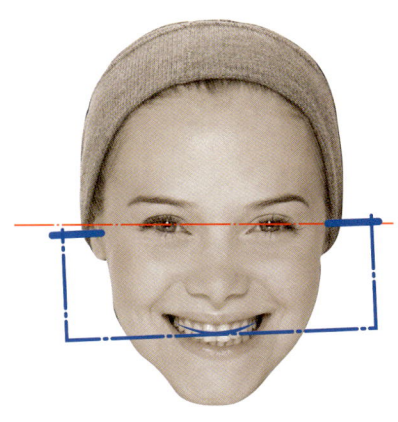

1-4 ファンクショナルマウントの問題点は，耳孔の左右差が原因となり咬合器上へ付着された模型と患者の審美的水平面とが著しく異なることがある点である

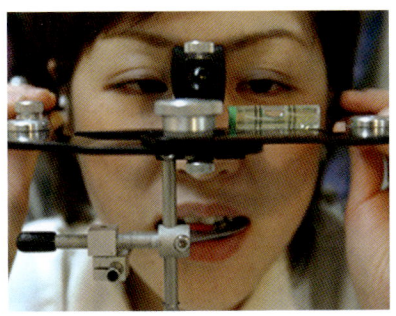 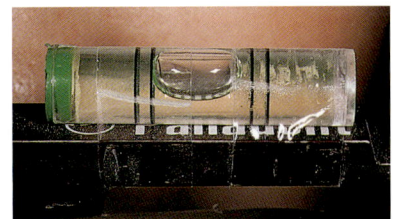

1-5 エステティックマウント1
水平測定器を用いることで，患者の水平的審美平面に基づく咬合器付着を行うことができる

(2) エステティックマウント(1-5, 6)

審美的な部分に重点を置いて目の錯覚を防止する目的で咬合器上へ模型を固着する方法である．この方法には水平測量器を用いる方法とホリゾンタルリーディングバーを用いる方法の2通りがある(1-5, 6)．

水平測量器を用いる場合は，フェイスボウトランスファーの際にフェイスボウの上弓に取り付けられた水平測量器を使用して，水平にフェイスボウを患者の顔面頭蓋に対して位置づけトランスファーする方法である．

ホリゾンタルリーディングバーを用いる場合は，割り箸やそれに準じた棒状のものを下顎前歯部に用いて水平的審美平面と平行になるように位置づけ，模型上へ顔貌と口腔内との水平的な関係をトランスファーする．また，同時にホリゾンタルリーディングバーを前頭面に対して平行に位置づけることで上顎左右側中切歯唇面と顔貌との関係を診査診断することができる．

(3) ファンクショナル & エステティックマウント(1-7)

ファンクショナルマウントで咬合器へ固着した模型上にエステティックリーディングバーを用いて患者の水平的審美平面の情報をトランスファーする．審美的な部分を考慮しながら機能に重点を置いた診断用ワックスアップを行うことができる．

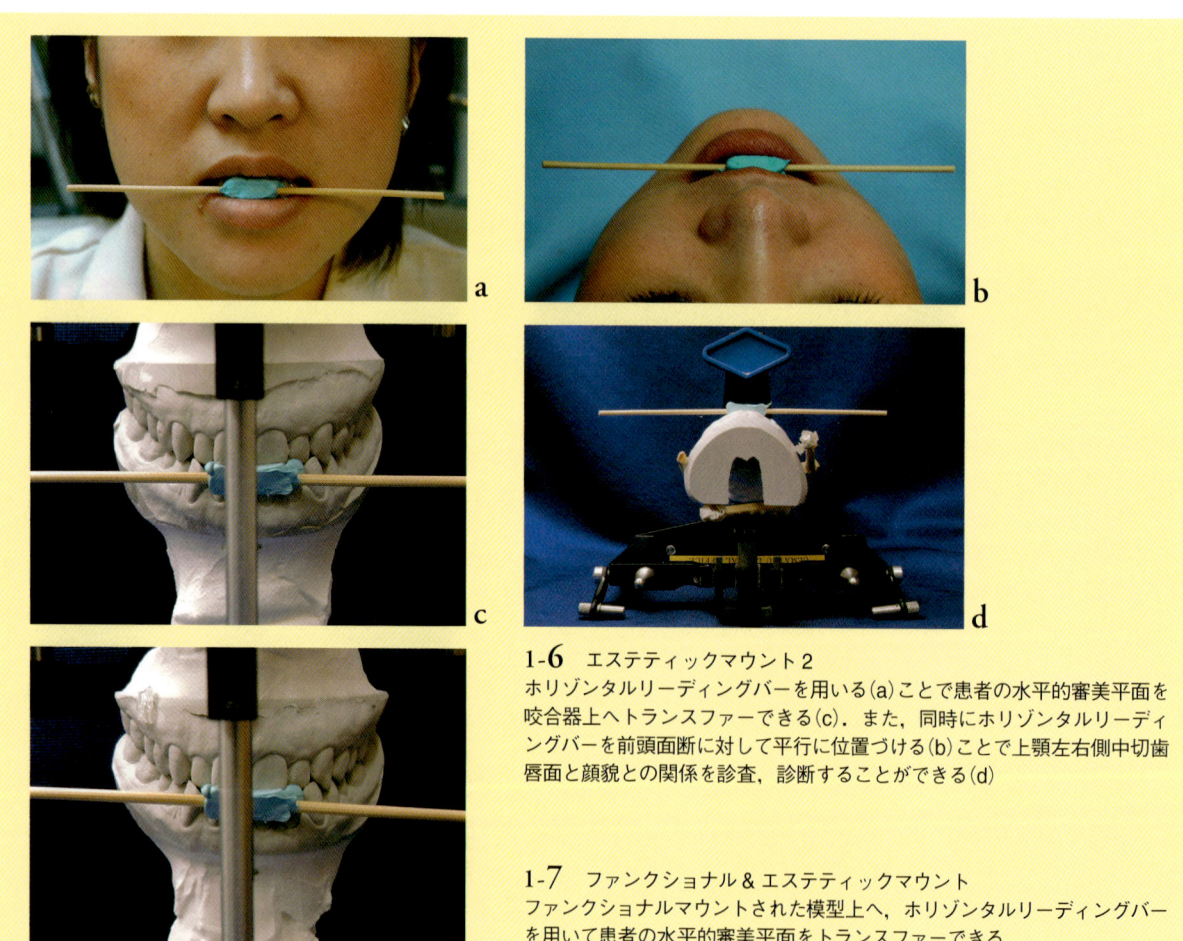

1-6 エステティックマウント2
ホリゾンタルリーディングバーを用いる(a)ことで患者の水平的審美平面を咬合器上へトランスファーできる(c)．また，同時にホリゾンタルリーディングバーを前頭面断に対して平行に位置づける(b)ことで上顎左右側中切歯唇面と顔貌との関係を診査，診断することができる(d)

1-7 ファンクショナル & エステティックマウント
ファンクショナルマウントされた模型上へ，ホリゾンタルリーディングバーを用いて患者の水平的審美平面をトランスファーできる

3 診断用ワックスアップ製作の具体的なステップ

診断用ワックスアップは，下記のような段階を経て診断をされ，処置内容の指針が決定され，そして最終的な形態が完成される．

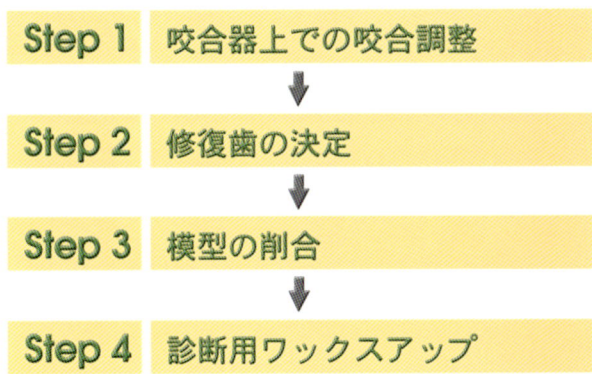

（スケルタルテクニックなどによるワックスアップ）

1-8 に診断用ワックスアップを行うための 1 歯単位でのワックスの築盛法，そして 1-9 に診断用ワックスアップ製作上の要点をまとめる．

ワックスアップ製作の流れ

1. 上顎前歯部切縁を位置づける
2. 下顎前歯部切縁の位置を決定する
3. 上顎前歯部舌側面の形態を製作
4. 上顎臼歯を改善し調和させる
5. 咬合平面を修正する
6. 上顎歯列に合わせて下顎歯列を改善する
7. 安定した中心咬合関係，患者の顎機能に調和した側方ガイドを与える
8. 歯肉レベルを改善し歯冠長を調和させる

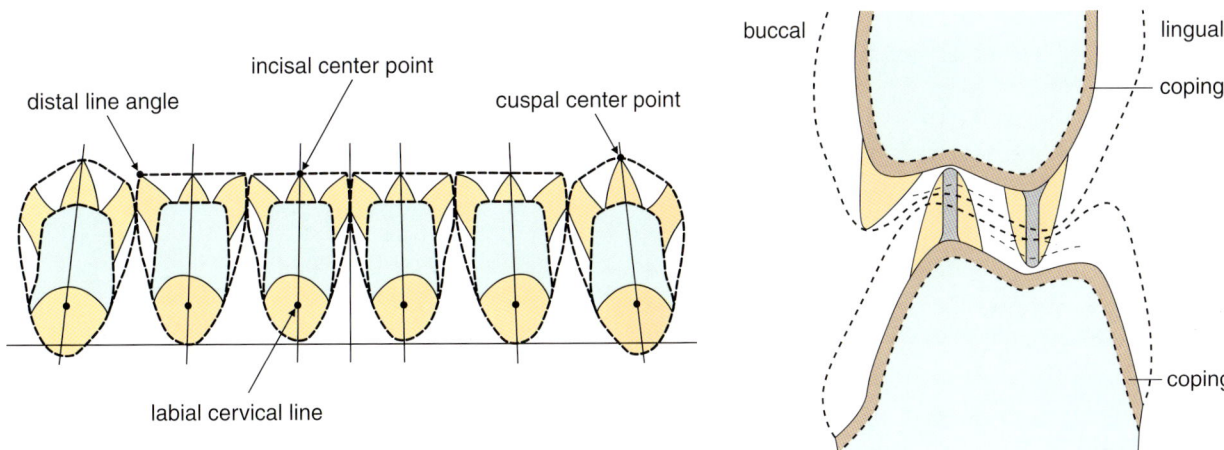

1-8 診断用ワックスアップ製作のための 1 歯単位のワックスアップの仕方
スケルタルテクニックとはワックスアップの過程において，まず咬頭頂や小窩をランドマークとして設置した後に，歯冠形態の骨格外形として製作されたワックスリッジを連結し，最後に機能的，解剖学的に正しい歯冠形態を製作するためにそれらの隙間をワックスで埋める製作法である（Kuwata M. Goldman HM: Color atlas of ceramo-metal technology Vol.1. Ishiyaku EuroAmerica Inc, St.Louis-Tokyo, 1986, p.110, p.155.）

1-9　診断用ワックスアップの製作上の要点

患者の診査用模型をファンクショナルマウントによりフェイスボウトランスファーして咬合器へ固着した後，咬合器上での咬合調整を行った結果，上顎左側第一大臼歯と下顎第二小臼歯，第一大臼歯の部分へ診断用ワックスアップを行い咬合面接触状態を改善する必要があった

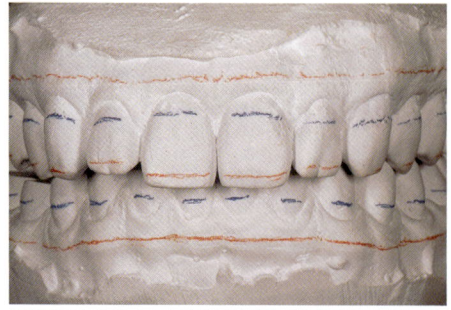

①歯列弓全体から，辺縁歯肉の頂点を結ぶ線であるジンジバルクレストライン，歯冠頬側の最大豊隆部を結ぶ線であるカントゥアクレストライン，そして切縁と上顎頬側咬頭の最大豊隆部を結ぶ線であるオクルーザルカントゥアクレストラインの平行関係と調和に問題がないか確認する

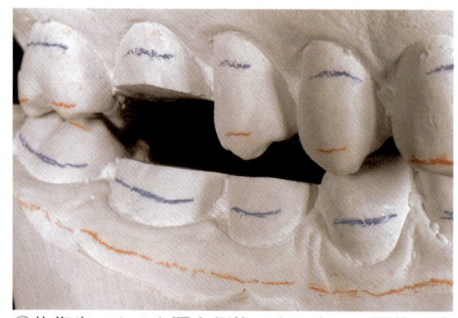

②修復歯である上顎左側第一大臼歯と下顎第二小臼歯，第一大臼歯の部分を歯の位置に問題が無く咬合面接触状態のみを改善する目的で診断用ワックスアップを行なう計画で，カントゥアクレストラインよりわずかに咬合面寄りで模型をカットしテーブルを作製する

③下顎頬側機能咬頭頂の設定

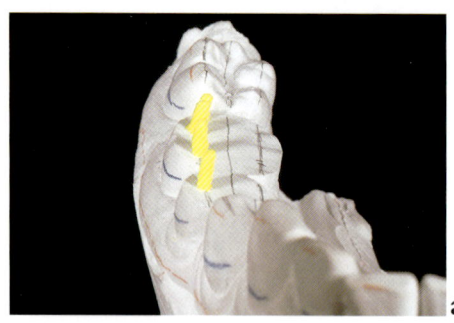
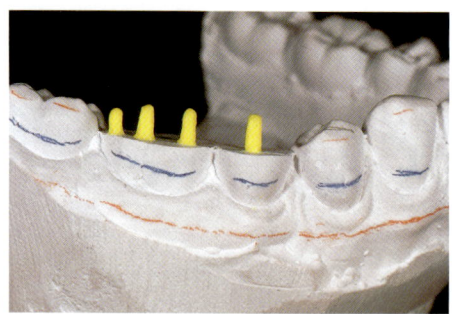

a　作製されたテーブル上に，先ずフェイシャルカスプライン，リンガルカスプラインを考慮しながら下顎の頬側機能咬頭頂へコーン型をしたワックス（黄色）を設置する

b　（頬側面観）機能咬頭調は反対側の辺縁隆線や咬合面小窩と接触させる

④非機能咬頭頂

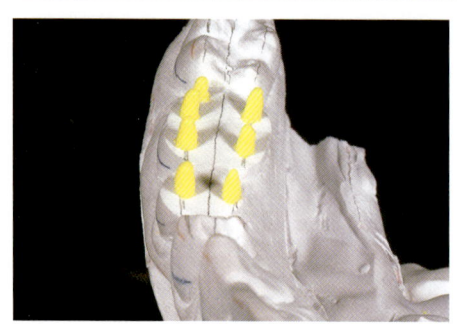

機能咬頭頂を製作した後に非機能咬頭頂を製作する．下顎では舌側の咬頭頂をウィルソンの彎曲を考慮しながら機能咬頭よりわずかに短く製作する

⑤上顎の機能咬頭頂の設定

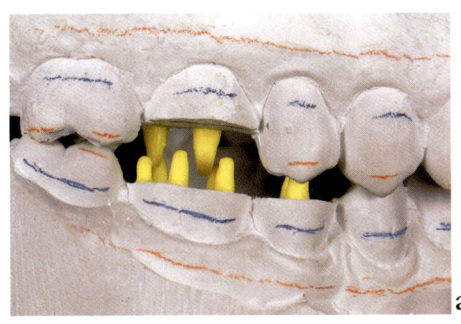 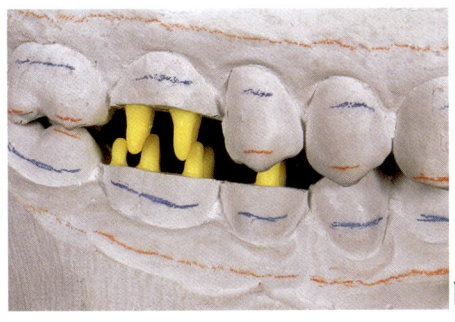

a　次に対合歯の上顎右側第一大臼歯の機能咬頭頂を下顎に製作された機能咬頭頂と非機能咬頭頂の間へ嵌合するように製作する

b　上顎の頬側非機能咬頭は舌側機能咬頭頂よりわずかに低くなるようにコーン型をしたワックス（黄色）を設置する

⑥辺縁隆線と咬頭隆線

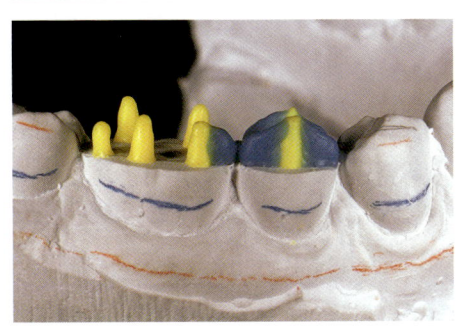

近心と遠心の辺縁隆線と咬頭隆線をワックス（青）で製作する

⑦辺縁隆線

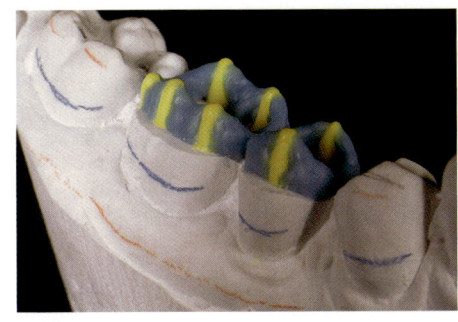 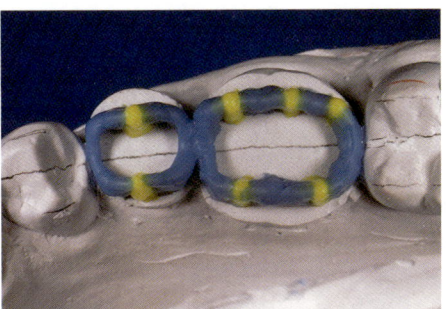

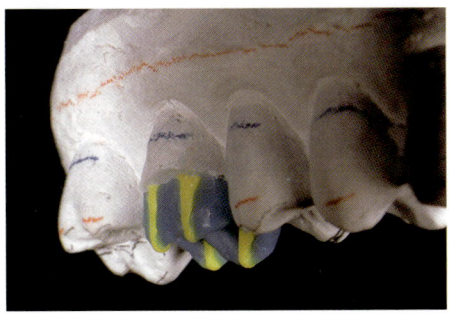 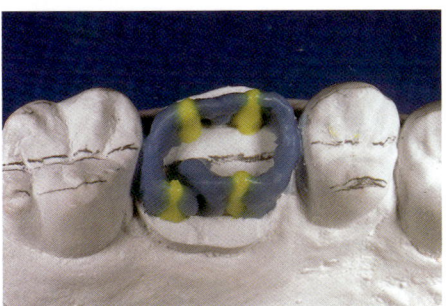

各咬頭頂を辺縁隆線で結んだ状態，上顎も同様に製作した後，咬合器上で偏心運動を行い干渉部分がないことを確認する

⑧アキシスカントゥアラインの設定

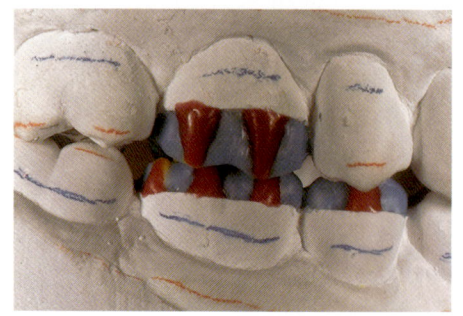

ジンジバルクレストライン，カントゥアクレストライン，そしてオクルーザルカントゥア・クレストラインに対して直行する角度でアキシスカントゥアラインを製作する

⑨トランジショナルカントゥアラインを整える

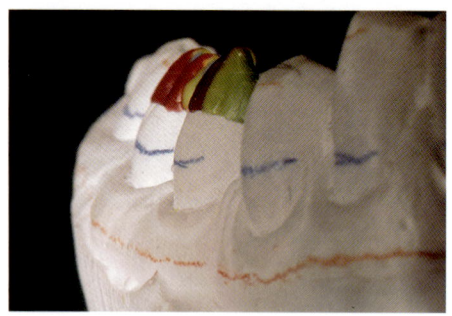 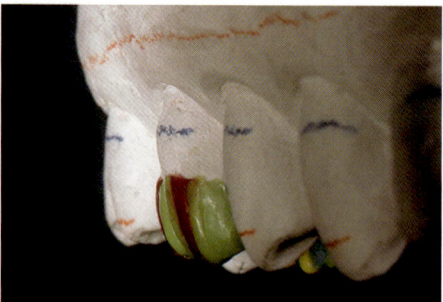

トランジッショナルカントゥアラインとエンブレジャの形態を整えながら歯冠外形を製作する

⑩歯冠外形の完成

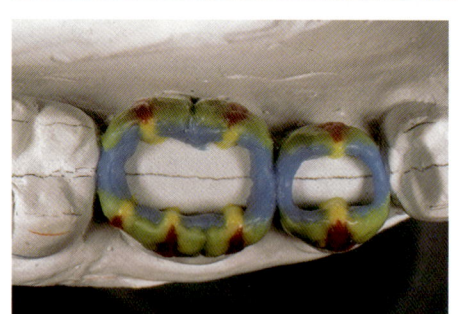 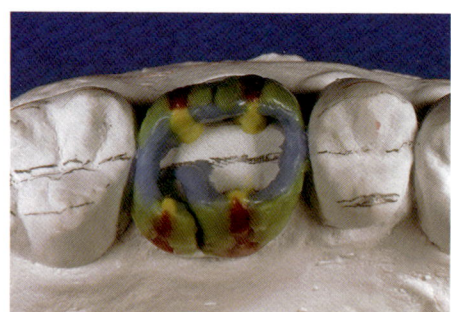

下顎右側第二小臼歯，第一大臼歯　　　上顎右側第一大臼歯

各咬頭頂を辺縁隆線で結び完成した歯冠外形咬合面観

⑪咬合関係の確認

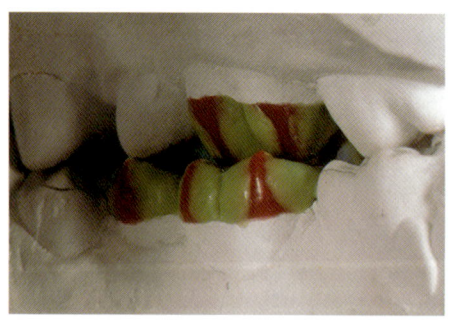

各咬頭頂を辺縁隆線で結び完成した歯冠外形による咬合関係を確認

⑫三角隆線，副隆線の完成

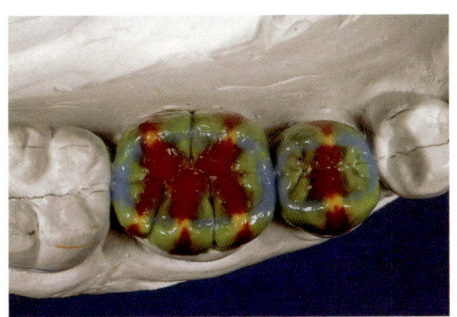
下顎右側第二小臼歯，第一大臼歯

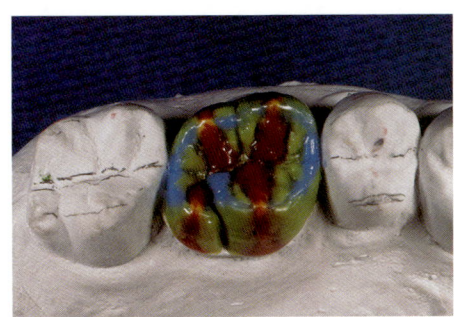
上顎右側第一大臼歯

三角隆線，副隆線を製作し完成した歯冠外形咬合面観と頬側面観

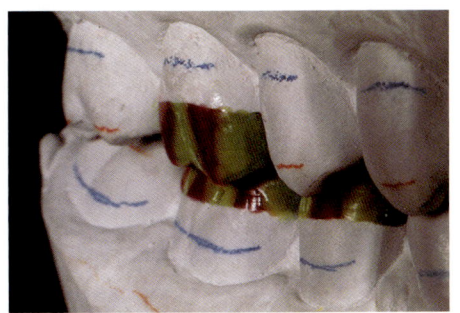
頬側面歯冠外形

4 技工室で確認すべき事項

完成した診断用ワックスアップは，次の機能的形態および審美的形態の要件について評価され具備していなければならない．

機能的形態の診断	審美的形態の診断
歯の形態	正中線
歯の位置	切端平面
歯の幅	スマイルライン
歯の長さ	咬合平面
歯軸	歯肉レベル
安定したセントリックストップ	その他
側方のガイド	
歯列弓	
咬合平面	
咬合面接触	
その他	

2 診断用ワックスアップのための咬合器の選択
Choice of the articulator for diagnostic waxing-up

　適切な診査を行い，正しい歯冠修復のための診断を下すのは，何よりも現在の顎間関係，咬合状態を正しく咬合器に再現しなければならない．そのために最も重要な要件は中心咬合位の正確な再現である．その要件を満たすためには，
　①堅牢でがたつきのないセントリックラッチ
　②垂直顎間距離を保持するインサイザルピン
が必要である．多数歯の診断用ワックスアップを行う場合や側方のガイドを含めた診断が重要な案件となるケースなどでは，中心咬合位の再現のみならず，クラウンなどの歯冠修復物を製作する際に重要な側方ガイドを再現することによってより正確な修復診断が可能になるため，側方チェックバイトを採得することがもとめられるときがある．
　側方チェックバイトを採って再現する側方限界運動路は，
　①矢状顆路傾斜度
　②平衡側側方顆路傾斜角
　③作業側側方顆路角
である．

咬合器の目的
診査
補綴物の製作

咬合構成の二大要件

中心咬合位の位置の調和	側方ガイドの方向の調和
①堅牢でがたつきのないセントリックラッチ	①矢状顆路傾斜角
②垂直顎間距離を保持するインサイザルピン	②平衡側側方顆路傾斜角
③適切な顆路調節機構をもつ	③作業側側方顆路

2-1 咬合器

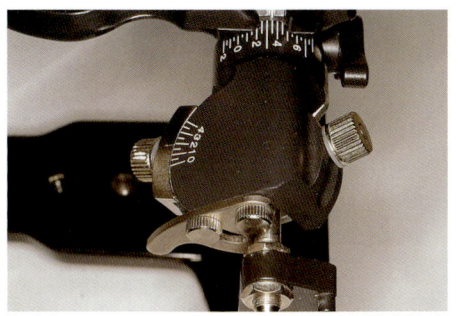

堅牢なセントリックラッチと作業側側方顆路調節機構が付与された顆頭部

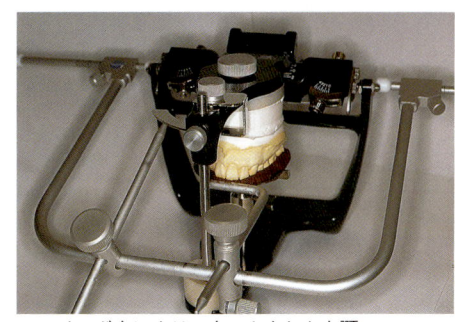

フェイスボウによりマウントされた上顎

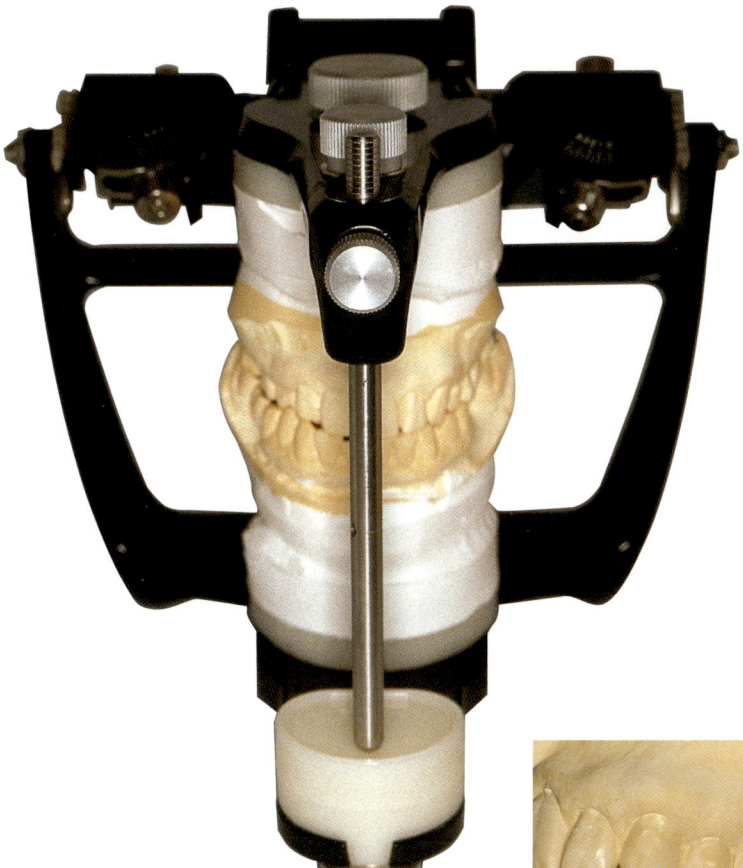

半調節性咬合器

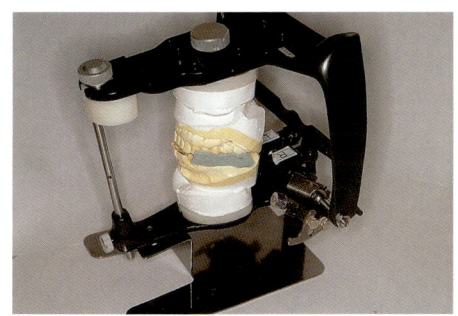

側方のチェックバイトの調節

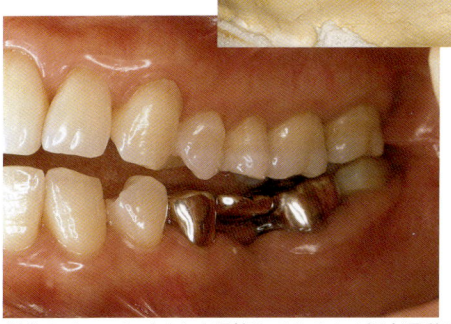

側方のチェックバイトを調節してあるため側方運動時における口腔内の状態が忠実に再現されている．

診断用ワックスアップの製作法

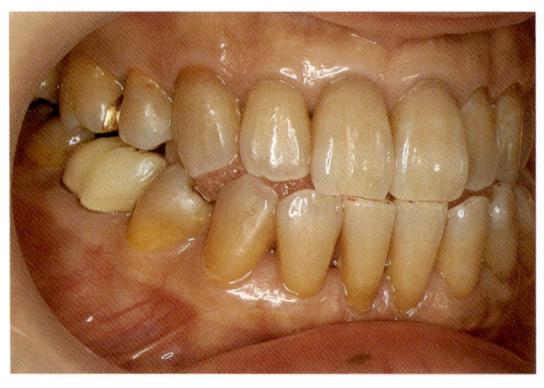

2-2a 初診時偏心位
どこで噛んでいいのかわからないという主訴で来院．左側は顎関節症の分類 IIIa の状態．筋触診による圧痛もあり，7|7 のみでガイドし，後方のブレーシングイコライザー＊はない

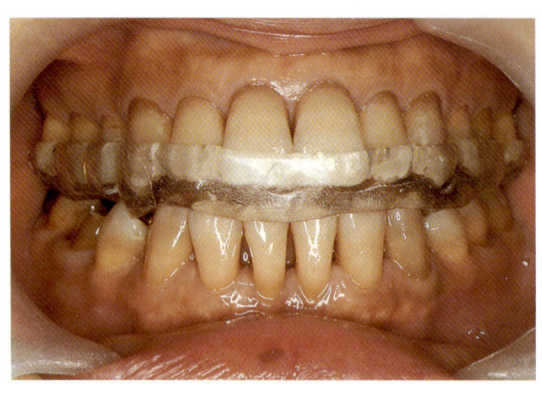

2-2b スプリントセット時
スタビライゼイションタイプのスプリントをセット調整後，側方のチェックバイトを含む咬合器装着を行い，咬合器上で咬合調整を行い，診断用ワックスアップにて治療歯を決定する

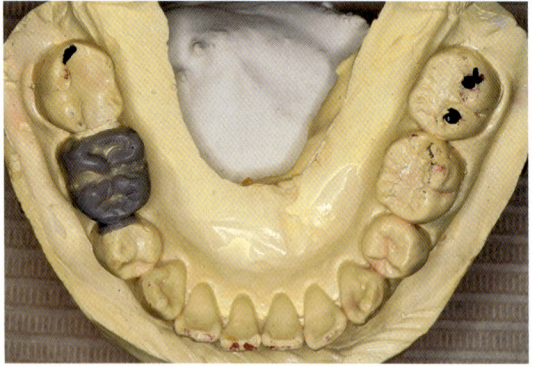

2-2c 診断用ワックスアップ
歯科医師の手になる診断用ワックスアップ．この症例では診断用ワックスアップは，個々の形態の問題よりも治療歯の決定に使用された

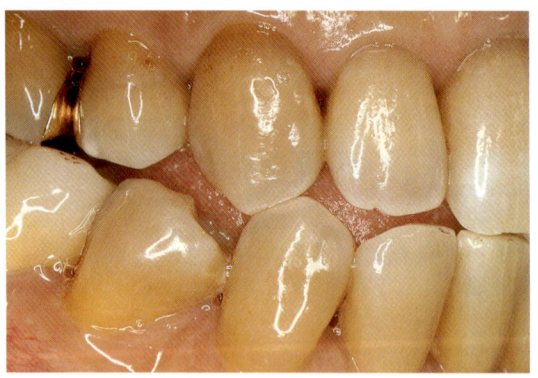

2-2d 治療後
咬合器上でのシミュレーションが奏効して口腔内での咬合調整後，後方のブレーシングイコライザーが付与された

＊　後方のブレーシングイコライザー（p.26 脚注参照）

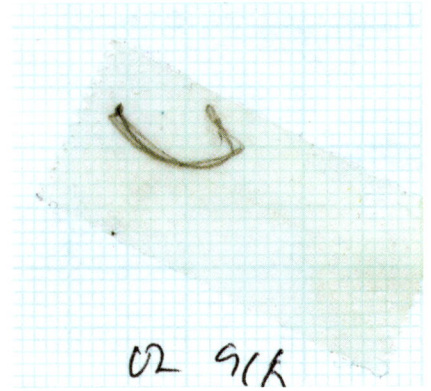

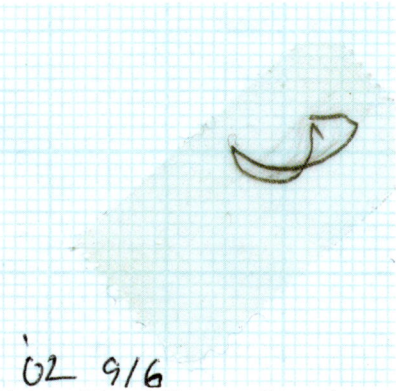

治療前の状態は左側において著しいディフレクションがみられ，顎関節症の分類 IIIa の状態である

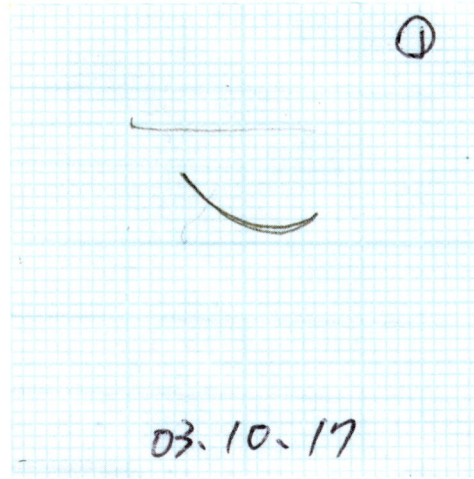

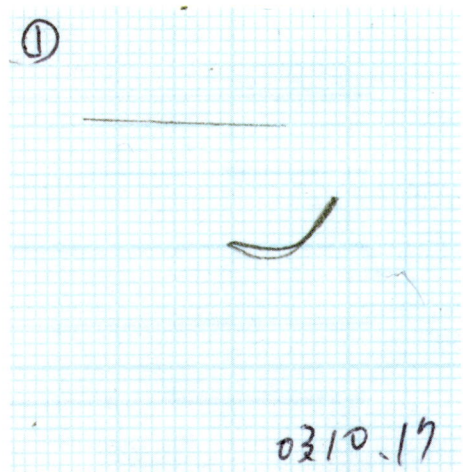

治療後はまだ運動制限はあるものの滑らかな弧を描いている．筋触診でも過緊張はほぼ消失した．また臨床症状は全くなくなった

2-2e　SCM レコーダー *

---

* SCM レコーダー；プロソマチックアナライザー．矢状面における平均的顆頭運動経路を描記する装置．
次ページ写真は，小出馨教授（日本歯科大学新潟歯学部）の自家製．

3 診断用ワックスアップのための器材
Diagnostic waxing-up tools and materials

　診断用ワックスアップを製作するうえで，情報伝達のエラーを少なくするために診療室，技工室で使用される主な材料や器具などについて双方が理解している必要がある．

1 診療室において必要な器材

　ここでは，診断用ワックスアップを製作するうえで必要となる器材や材料について一覧しておく．

3-1　診療室において使用される器材

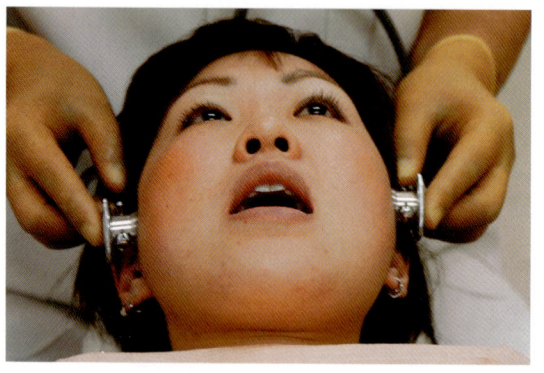

顎関節音を聴診する際に使用されるステレオステソスコープ
（資料提供：西川義昌先生）

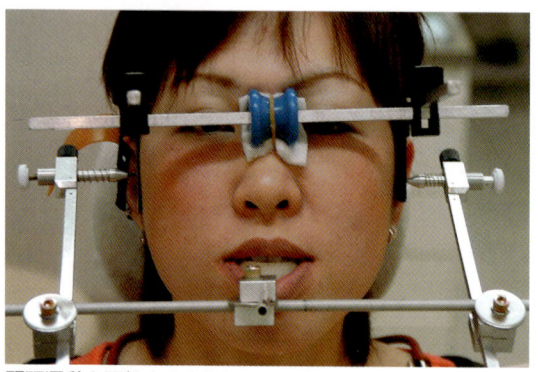

顆頭運動を記録するSCMレコーダー（資料提供：西川義昌先生）

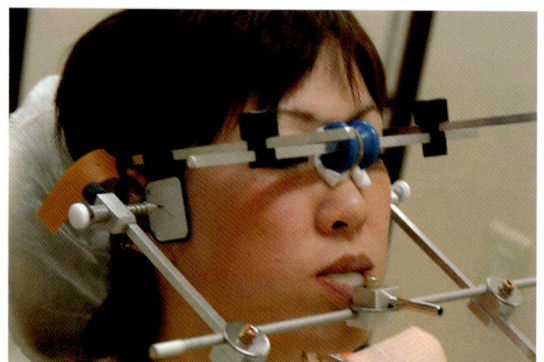

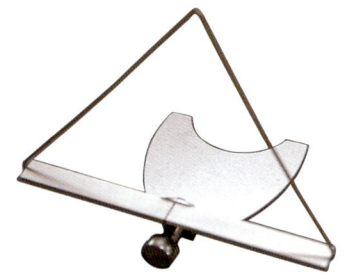
水平的審美平面を診査するときに使用される水平測定器

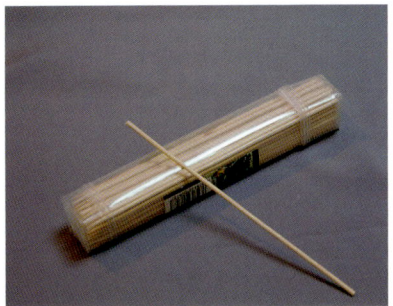
水平的審美平面を診査するときに使用される木製のバー
エステティックマウントを行う際に両瞳孔線の基準を示すバー

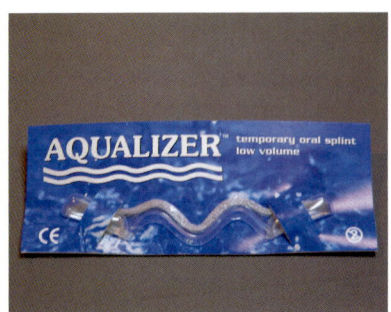
筋緊張を緩和するときに使用するスプリント

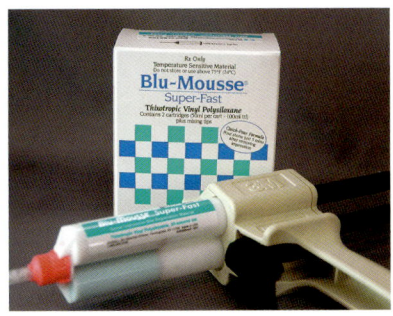

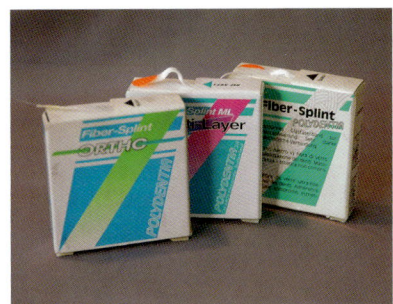
（左）咬合採得を行うときに使用するシリコーン（30秒で硬化）
（右）チェックバイト記録材

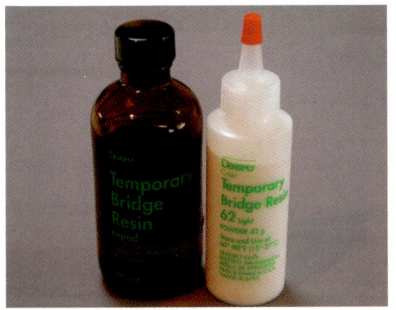
プロビジョナルレストレーションを作製・修正するときに使用する即時重合レジン

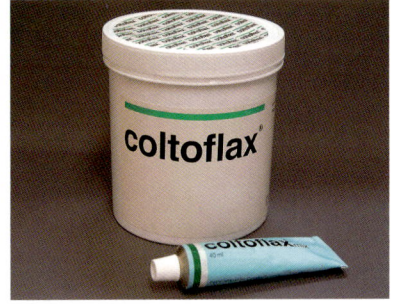
プロビジョナルレストレーションの補強を行なうときに使用するファイバー

シリコーンインデックスを作製するときに使用するヘビーボディータイプのシリコーン

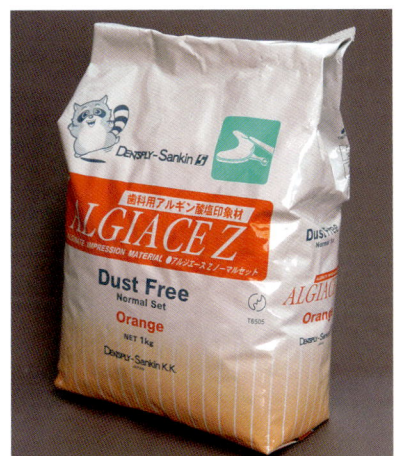
スタディーモデルを製作するときに使用するアルジネート印象材

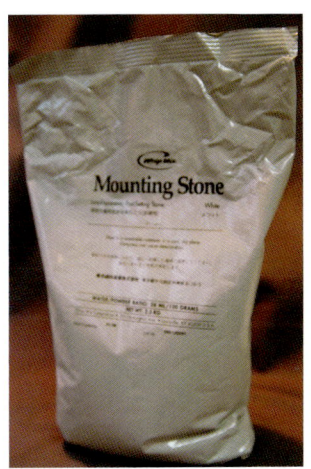
咬合器付着のときに使用する模型付着用石膏

67

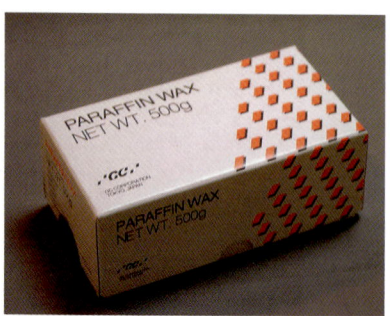
中心咬合位の再現性を確認するときに使用するパラフィンワックス

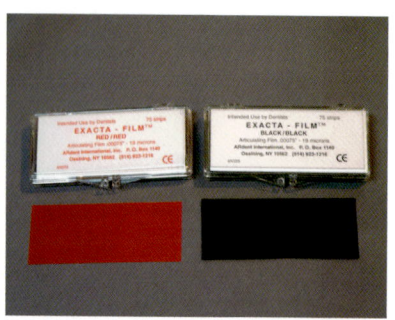
咬合接触点を診査・診断するときに使用する咬合紙

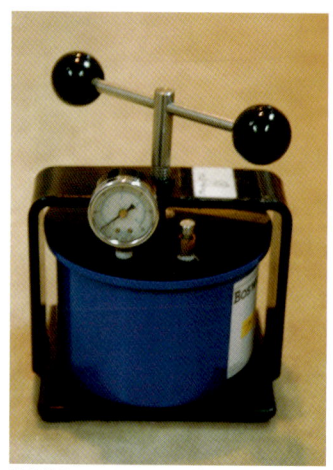
診断用ワックスアップからシリコーンインデックスやプロビジョナルレストレーションを製作するときに使用するプレッシャーポット

2 歯科技工室において必要な器材

歯科技工室では，診療室から送られてきた情報と患者や術者の要望に基づいて，具体的な歯冠形態を的確に回復する．そのためには，作業を行う舞台であるスタディモデルに対して，単にワックスを積層するだけではなく，それを削除・修正する必要もある．また，完成した診断用ワックスアップはプロビジョナルレストレーションへと移行されるため，その操作が容易であることも要件の一つである．

ここでは，このような観点から，診断用ワックスアップに必要な器材を整理して解説する．

3-2 技工室において使用される器材

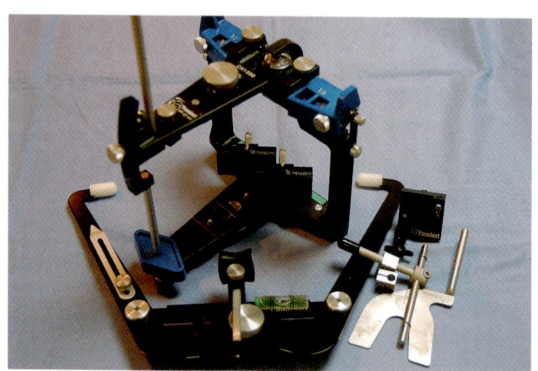
診断用ワックスアップを製作するときに使用する半調節性咬合器

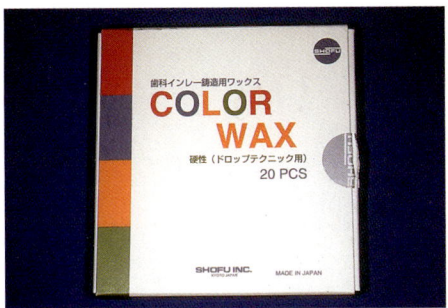
ワックコーンテクニックに使用する COLORWAX（松風社）

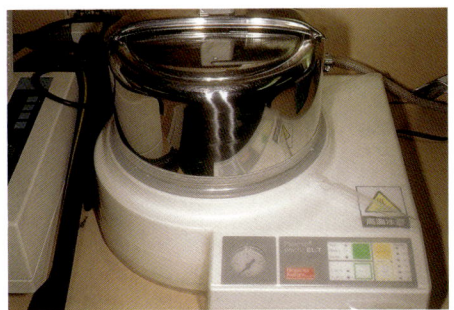
プロビジョナル作成時に使用する圧釜（気泡やレジンの圧縮をはかる）

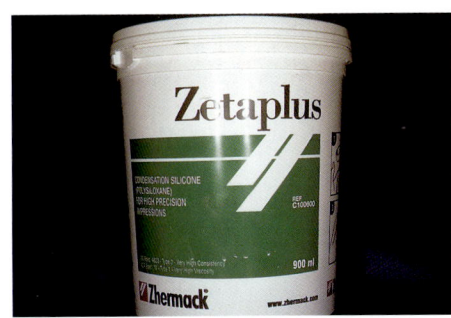
プロビジョナルレやスプリントを作る際に使用するシリコーン材

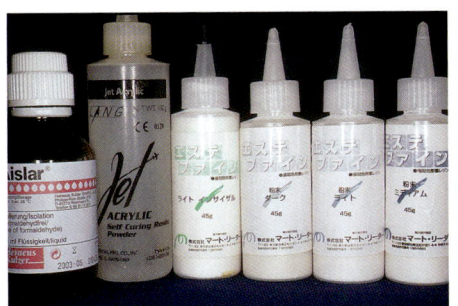
プロビジョナルレストレーション用のレジン（エステファイン；マートリーダー社）

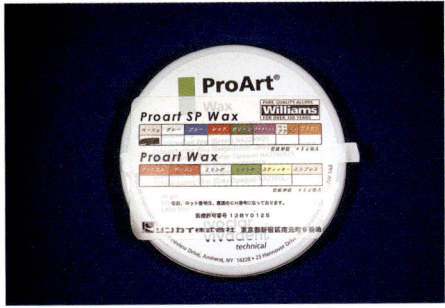
診断用ワックスアップのワックス（グレー）

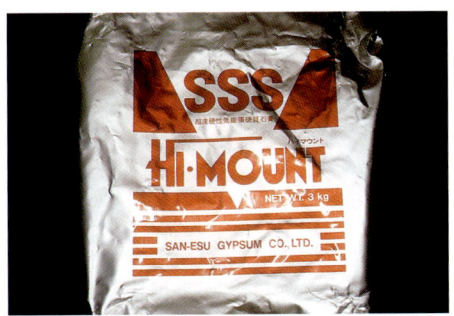
マウント時の誤差を少なくするためのマウンティングストーン

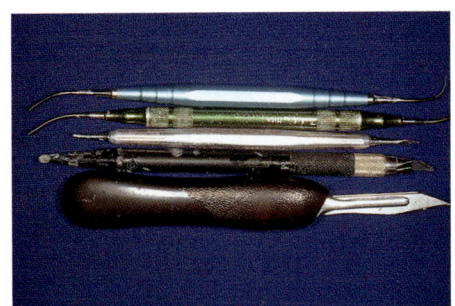

4 診断用ワックスアップから プロビジョナルレストレーションへの移行

Transition from diagnostic waxing-up to provisional restoration

　診断用ワックスアップには機能と審美が集約された形態が記録されている．口腔外で完成されたこの診断用ワックスアップは，プロビジョナルレストレーションとして用いられることで，初めて口腔内に具現化される．そして，プロビジョナルレストレーションは口腔内において修正を経て，あるいは処置のための基準として機能して，最終的な歯冠修復物を製作できる設計図となる．

1 診断用ワックスアップをもとに製作されるプロビジョナルレストレーション

　機能と審美の理想的目標として製作された診断用ワックスアップは，プロビジョナルレストレーションという形を得て，口腔内で機能する．来院のつど，機能，審美を再評価し，必要であるならば修正を繰り返しながら機能的審美的に，より最終補綴物へ近づける．

2 診断用ワックスアップからプロビジョナルレストレーションへの移行操作

　診断用ワックスアップからプロビジョナルレストレーションを製作する方法には，その目的と修復範囲によって，
　①模型上で製作する間接法(4-1)
　②口腔内で直接製作する直接法
がある．
　プロビジョナルレストレーションを作製する際に用いる材料は，切削，添加が容易で歯の色調に近いアクリリックレジンが使用される．診断用ワックスアップで完成した形態をラボシリコーンを用いて印象採得し，直接法ではこれを口腔内の支台歯に，間接法では模型に圧接する．また，特に咬合面接触の回復に重点がおかれた症例は咬合面をコンポジットレジンに置き換える．

4-1 診断用ワックスアップをもとに作製されるプロビジョナルレストレーションの製作過程（間接法）

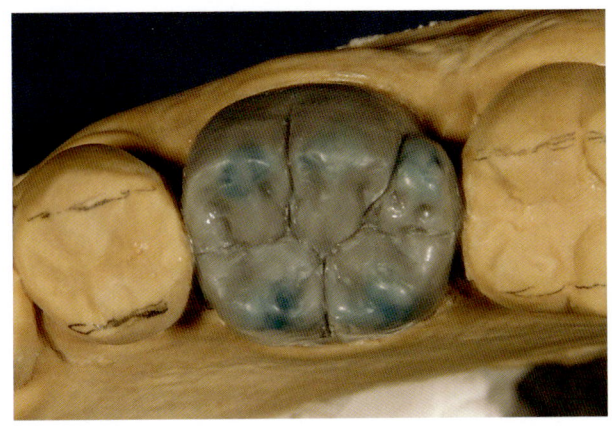

①完成した診断用ワックスアップ

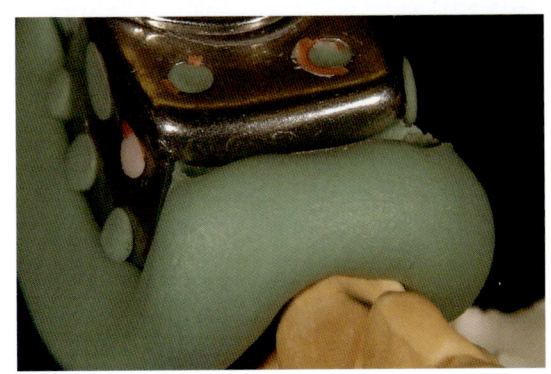
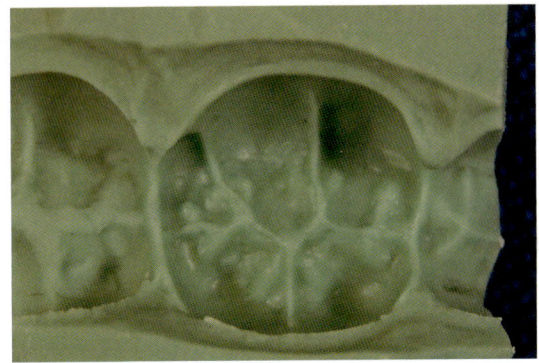

②診断用ワックスアップから製作されたシリコーンインデックス

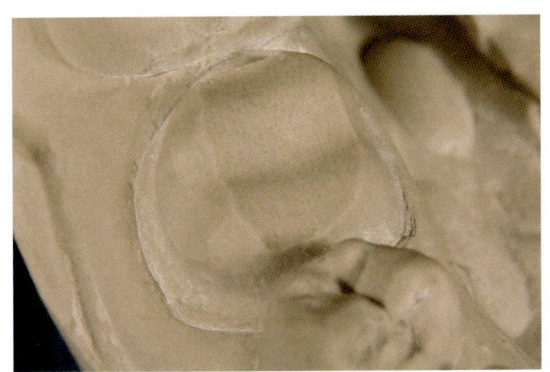
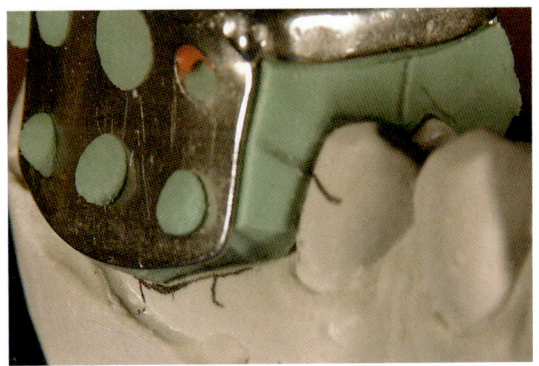
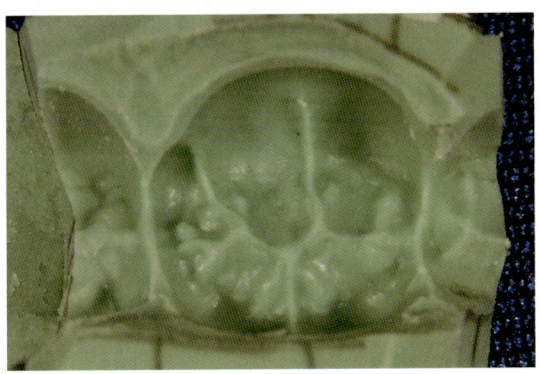

③支台歯形成された模型上へ製作されたシリコーンインデックスを正確に戻すことができるようにマーキングを行う

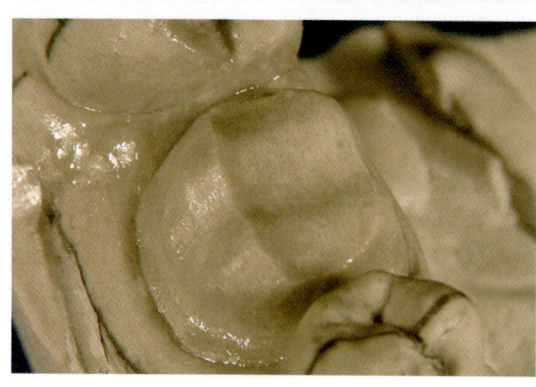

④シリコーンインデックスを戻す位置がマーキングされ,分離材が塗布された状態の模型を示す

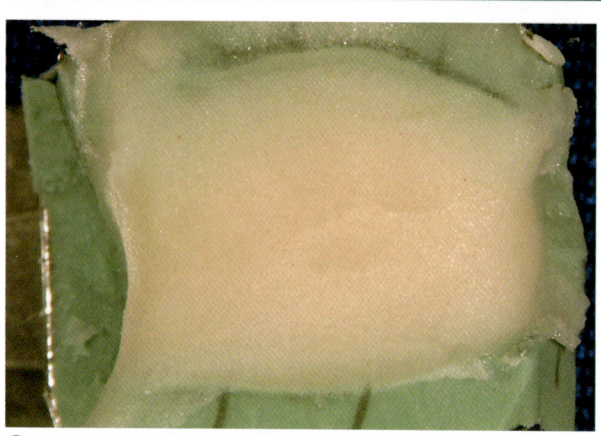

⑤シリコーンインデックスへ練和されたレジンを填入

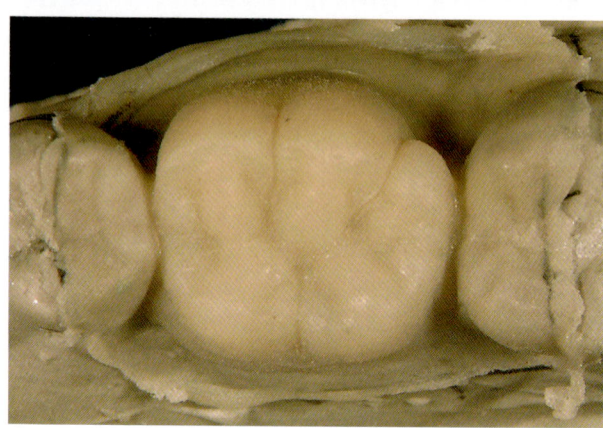

⑥診断用ワックスアップの形態がプロビジョナルレストレーションに再現された

診査・診断と診断用ワックスアップ

3

応用臨床例

Clinical applications

1 診断用ワックスアップでセントリックストップの回復をシミュレーションした症例
Case that simulated to restore the centric stop with diagnostic waxing-up

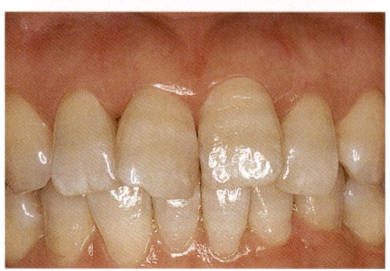

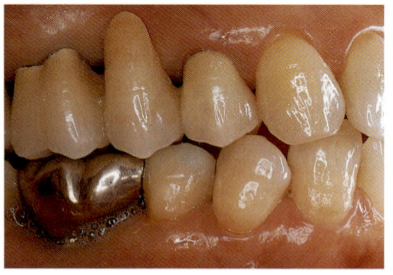
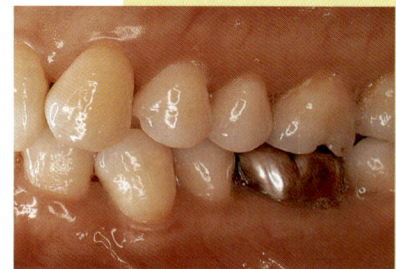

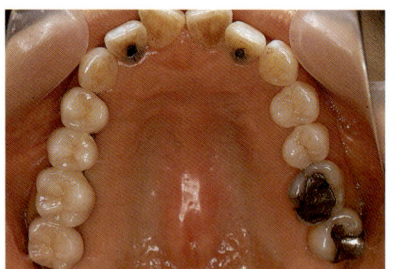
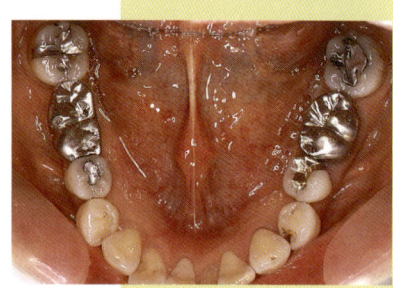

1　初診時口腔内
右側のブリッジが低位咬合となっているためにセントリックストップが喪失している.
14 枚法 X 線写真
全顎的に初期から中度の水平性の骨吸収像が認められる

患　者：1955 年生まれ，女性，主婦

初診日：2002 年 5 月 14 日

主　訴：噛み合わせが悪い

現　症：4 年前に前医による大がかりな治療後噛み合わせが悪くなった．右側で噛み位置を確かめるように「ふわふわ」している．たまに噛み合わせると|2 に強く当たって痛い．「かばうようにするので噛み合わせが滑る」．以前は右咀嚼だった．「歯肉も病んでいる気がする」

全身的な特記事項：X 線上の所見では初期から中度の骨吸収像がみられた．サリバテストではミュータンス菌が多いものの唾液緩衝能はスコア 1，プラークの付着も少なくラクトバチルス菌も少ないため成人齲蝕の大きなリスクはないと診断した．ペリオテストでは A.a は存在しないものの歯周組織を破壊するといわれる P.g は存在した．線毛の型によって健常者でも P.g が存在すると言われるが 50,000 という菌数と歯周組織検査の結果から，このケースでは病原性を有すると考えた．しかし非喫煙者であり全身的な問題もないため通常のスケーリング，ルートプレーニング，ブラッシング指導を行い組織の反応を再評価することにした．

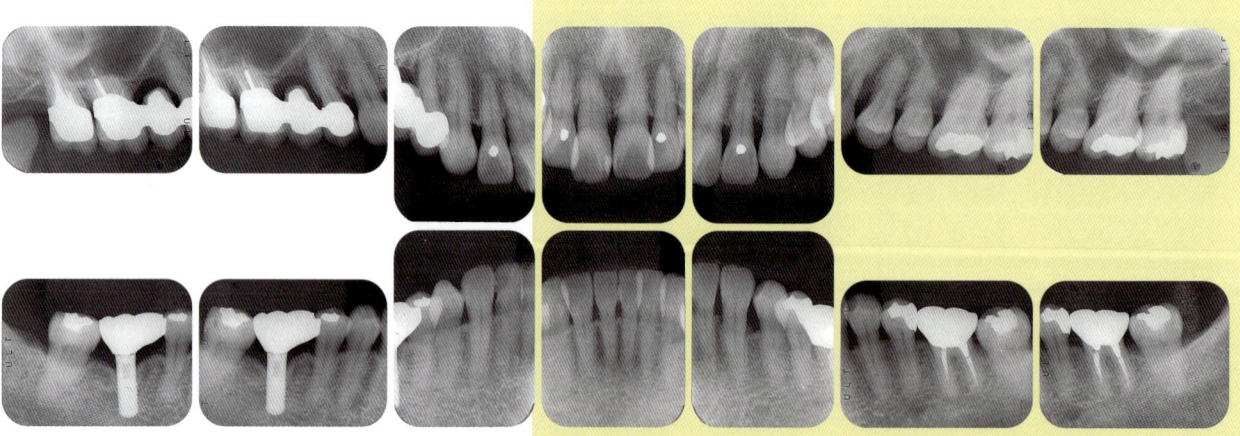

2　サリバテスト
ミュータンス菌は多くリスクが高いが、プラークの付着も少なくラクトバチルス菌も少ないため、定期的な管理をすれば成人齲蝕のリスクは問題にならないと診断した

3　ペリオテスト
総対菌数比率は分からないものの菌数は多くリスクありと診断した

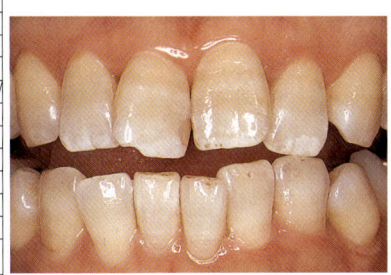

4　歯周組織検査記録
4mm以上のポケットが4点あり、BOPも多い．右側の噛み位置を確かめるように噛んでいると|2で強く噛むことがある

1-5 顎関節・顎運動に関する検査

筋触診

日　付		6/19/02
左　　右		右　左
①咬筋深部		ー　ー
②咬筋浅部起始部		ー　ー
③咬筋浅部停止部前縁		ー　ー
④咬筋浅部停止部後縁		ー　ー
⑤咬筋浅部中央		ー　ー
⑥側頭筋前部		ー　ー
⑦側頭筋中部		ー　ー
⑧側頭筋後部		ー　ー
⑨顎二腹筋前腹		ー　ー
⑩顎二腹筋後腹		ー　ー

筋触診表
筋触診による圧痛点はみられなかった

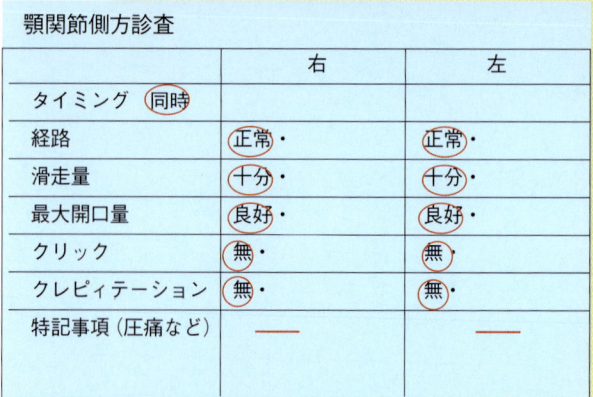

顎関節側方診査

	右	左
タイミング	同時	
経路	正常・	正常・
滑走量	十分・	十分・
最大開口量	良好・	良好・
クリック	無・	無・
クレピィテーション	無・	無・
特記事項（圧痛など）	ー	ー

□後方からの診査（中心咬合位における顆頭の前後的バランス等）

□下顎角部からの診査（中心咬合位付近におけるラグゼーションクリックの診査等）

□滑走の診査（上関節腔における滑走状態の診査等）

関節雑音（聴診）
クリックはない

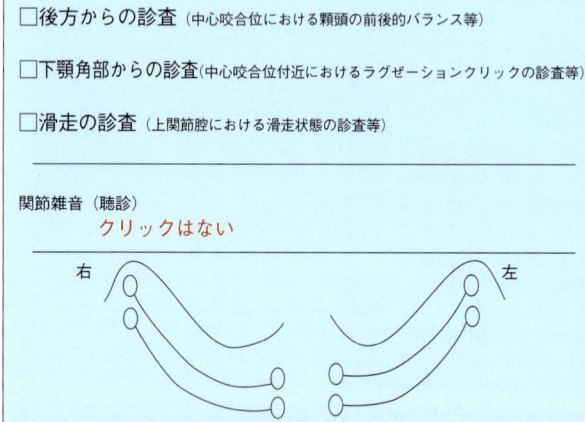

顎関節触診表
顎関節の側方からの診査で顎関節外側関節窩結節の軌跡は正常である
ステレオステソスコープによる聴診でもクリックは認められなかった

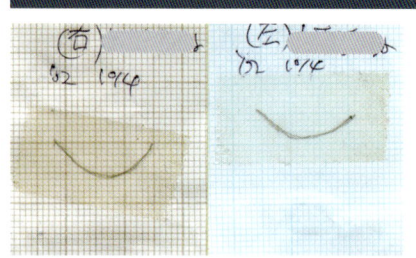

6 SCMレコーダー *
左右の顎関節の軌跡は正常であった

* SCM レコーダー（p.33 脚注）

病態と発症のメカニズムの診断

咬合の不調和が主訴のため顎関節異常を疑ったが，顎関節側方からの触診には異常がなく，また筋触診による圧痛検査でも出現しなかった．SCMレコーダーによる軌跡も正常像を示した．咬合面接触点は中心咬合位で非常に少なく不安定な状態であった．さらに問診を加味した推定により，4年前の前医による治療で上顎右側のブリッジ装着の際，水平位にて咬合調整をされてから特に右側での噛み合わせが低くなった

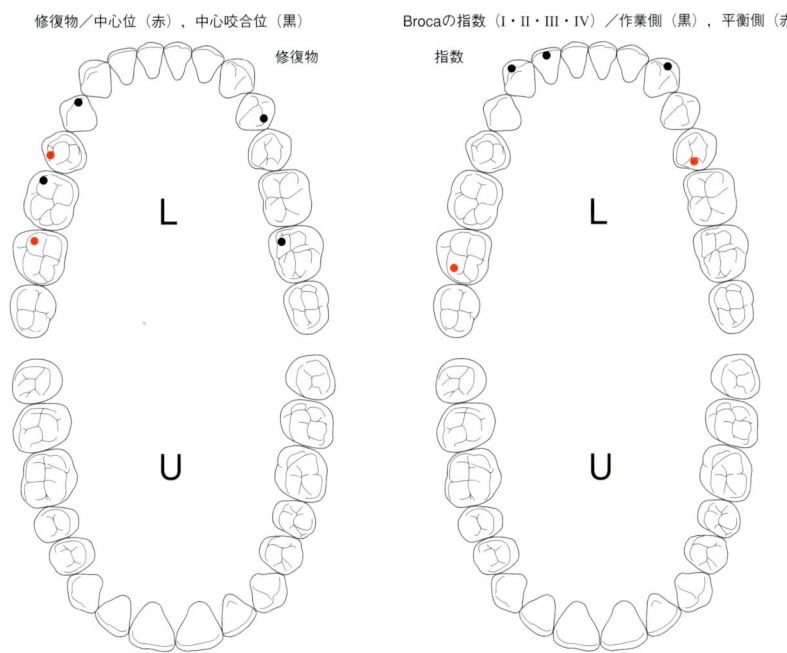

修復物／中心位（赤），中心咬合位（黒）　　Brocaの指数（Ⅰ・Ⅱ・Ⅲ・Ⅳ）／作業側（黒），平衡側（赤）
　　　　　　　　　　　　修復物　　　　　　　　　　　　　　　　　　　指数

7 咬合面接触点検査
セントリックストップは5点しか認められず不安定なセントリックストップを疑った

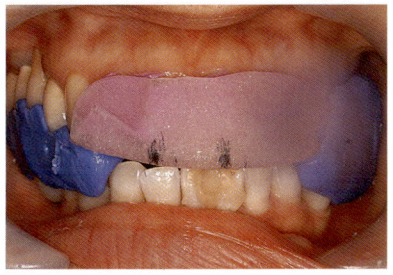
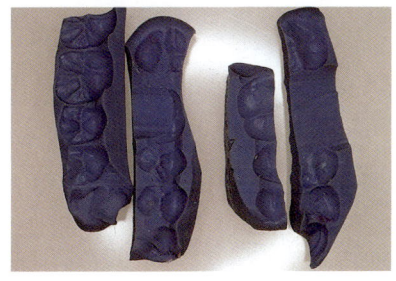

8 咬頭干渉も見られたため側方のチェックバイトを採り，より正確な顎運動の再現をはかる

病態診断
安定したバーティカルストップの欠如による咬合の不調和

メカニズムの診断
顎機能検査からは顎関節に異常は見られない．したがってこの患者の咬合の不調和は咀嚼側であった右側に，水平位でブリッジを装着されたことによる低位咬合によるものと診断した．不安定だったセントリックストップがさらに喪失し，一気に咬合不調和が生じたと思われた．特に右側でのセントリックストップが喪失したため左咀嚼となり|2に強く当たるようになった．後方のブレーシングイコライザーはない．

以上のことから，この患者の咬合の不調和に対処するために，安定したセントリックストップを確立する治療計画を立てることが重要であると判断した．

安定したセントリックストップを得るにはどの歯を治療歯として選択しどんな治療が選択されるかという確定的な治療歯の決定，治療方法の決定，修復形態のビジュアライズ化のために，咬合器上での診断が必要であると判断し診断用ワックスアップを行った．

治療計画（エンドポイントの設定）
咬合器装着した模型上で咬合調整をし，その後，診断用ワックスアップを行い治療歯の決定と修復形態のブループリントを作製した．

診断用ワックスアップにより，安定した中心咬合位を確立するために必要な最小限の治療として右上のブリッジ，|7の単冠の再治療処置，|6のオンレー処置，6|のインプラント部の再治療が計画された．|6は安定したセントリックストップと患者の審美的要求からセラミックオンレーとした．

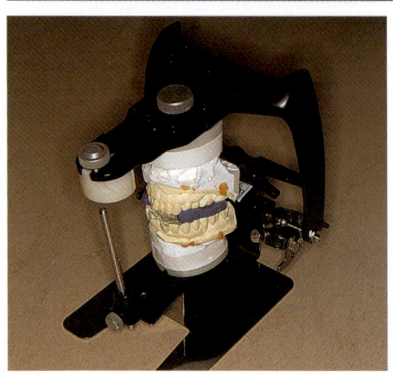
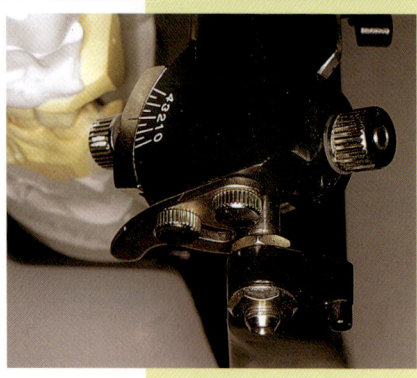

側方チェックバイト		
	左	右
矢状顆路角	40	45
平衡側側方顆路角	20	14
作業側側方顆路角	＋10	＋20

9 堅牢なセントリックラッチとインサイザルピン，作業側側方顆路機構のついた咬合器を使用し顆路を測定することでより口腔内の顎環境に近い状態を再現する

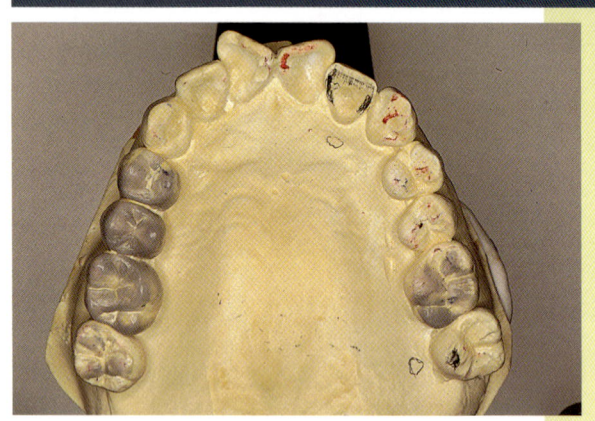
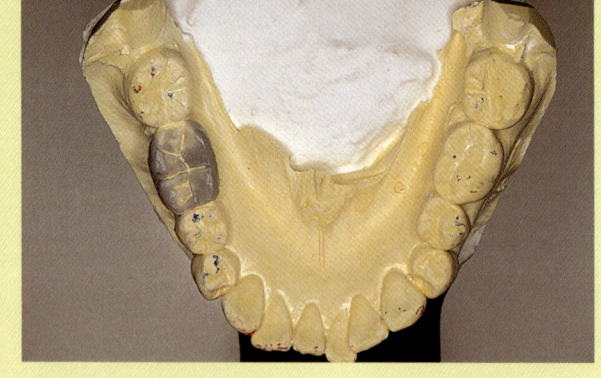

10 診断用ワックスアップを作製する

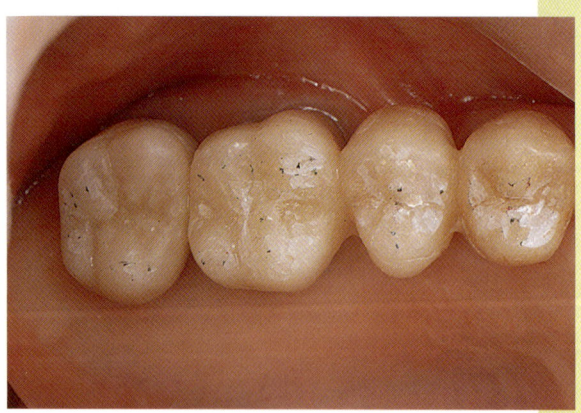
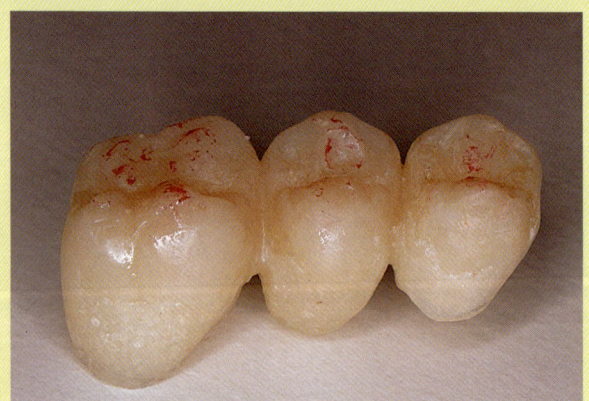

11 診断用ワックスアップを使い口腔内で直接法でプロビジョナルレストレーションを作製．さらに咬合面をコンポジットレジンに置き換え，エナメルとデンティンの2層構造に近づけ，より強固なセントリックストップを期待する．こうして全てのプロビジョナルレストレーションの咬合面をコンポジットレジンに置き換えることにより患者の臨床症状は著しく改善した

治療

計画された部位を，診断用ワックスアップを参考にプロビジョナルレストレーションに置き換える．口腔内でドクターの手により作製されたプロビジョナルレストレーションの咬合面をより硬いコンポジットレジンに改変し，より安定したセントリックストップを確保する．患者の臨床症状が消失したため最終修復物に進む．

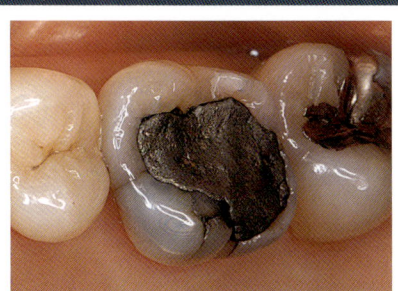

12a 6 には，非適応であると思われるアマルガム充塡があった．また機能側咬頭側には左咀嚼による疲労のためか破折線がみられた

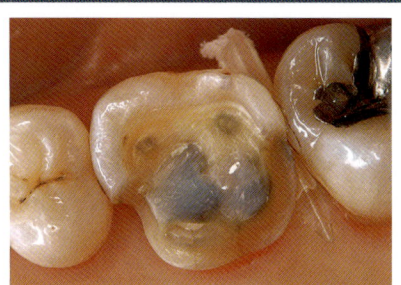

12b オンレープレパレーション終了
窩底部の齲蝕はデンティンボンディングシステムによりレジン充塡を行い foundation restoration を終了させてある．近遠心の隣接面はもし削除するとその部の審美的機能的な形態を回復するのが困難であると判断し，隣接部に及ばない破折線を越えた歯質にマージンを設定した．咬合面の削除量は 2mm を確保し，咬合によるメカニカルストレスに対応した

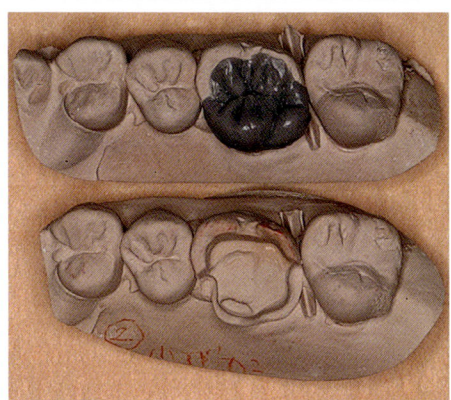

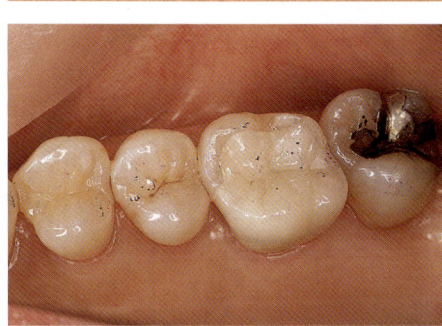

13 ダイ模型と口腔内にセットされたセラミックオンレー

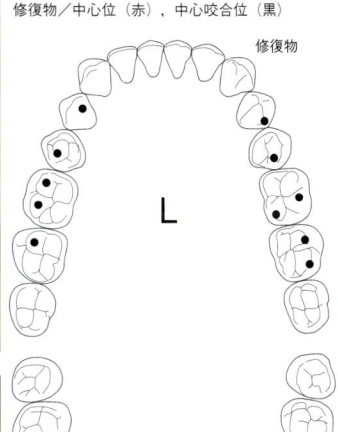

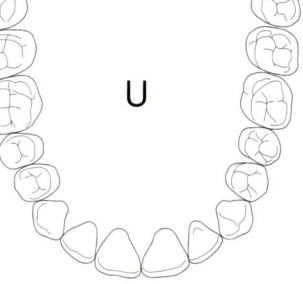

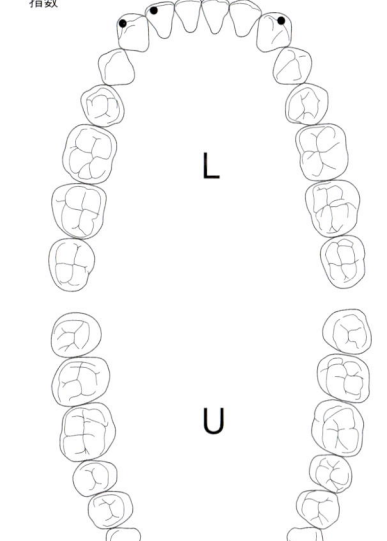

14 口腔内をコンポジットレジンで咬合面を強化させたプロビジョナルレストレーションに置き換えたときの咬合面接触状態．その後症状の軽減を認めた

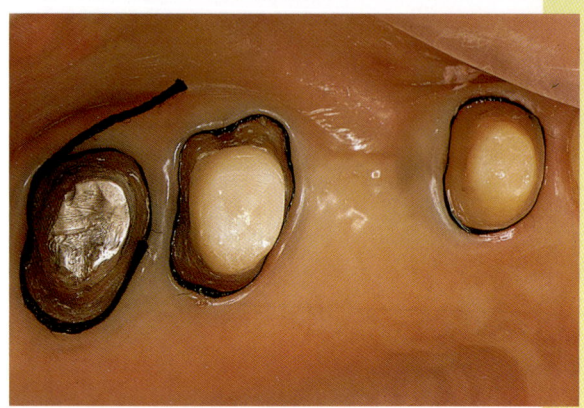
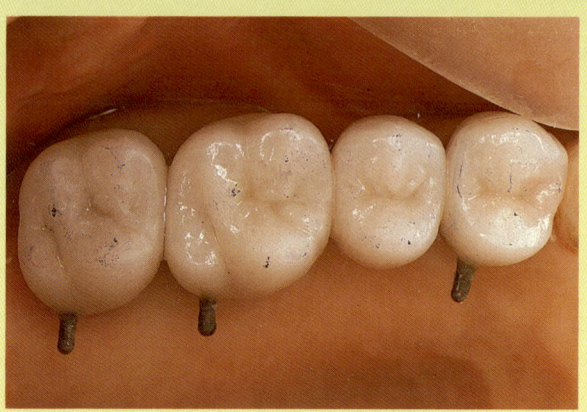

15a 最終支台歯形成時，6|はレジンコアに置き換えることができたが，7|はメタルのポストアンドコアを除去するのが困難なため，そのままにしてある

15b 作製されたセラモメタルブリッジの最初の試適時の咬合面接触状態．堅牢なセントリックストップを持ち，作業側側方顆路を含む顆路調節機構が付いている咬合器を使用．口腔内ではほとんど咬合調整が不必要に思えるが，患者は過高を訴える

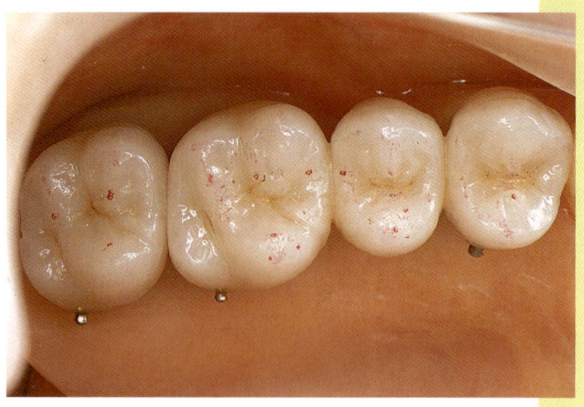

15c 咬合調整後，安定したセントリックストップが確保される

▶ Comment

この症例のポイントは三つある．

まず，患者の主訴から顎関節症が強く疑われたが，顎機能検査の結果からわかったことは，関節円板の位置異常などはなく，セントリックストップの不安定さがこの患者の原因だったことである．また，問診により，前医でのブリッジ装着時に水平位で装着されたことによる低咬合からセントリックストップが不安定になっていたことがわかった．もし，十分な検査もせずに診断を下していたら診断治療計画においてミスを犯していたかもしれない．

① 力と細菌の検査が正確な病態の把握とメカニズムの診断においていかに重要かがわかる．

② 治療計画作成に当たって診断用ワックスアップを作成した．これを行うことにより，咬合調整が必要ならばどの歯にどのくらい行うかが明らかとなり，治療歯の決定に有効となる．適切な治療計画を作成することは真の意味での最小限の侵襲（minimum intervention）すなわち適切な治療を行ううえでとても重要である．

③ 治療を口腔内で具現化するさいに，堅牢なセントリックストップと作業側側方顆路調節機構をもつ咬合器を使用した．これによりこの患者の重要な要件である安定したセントリックストップをもちなおかつ咬頭干渉を起こさないブリッジを作成することができた．

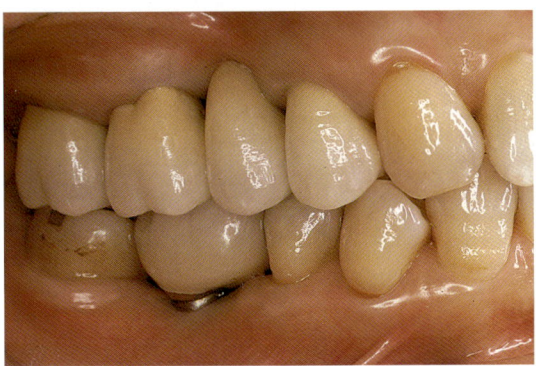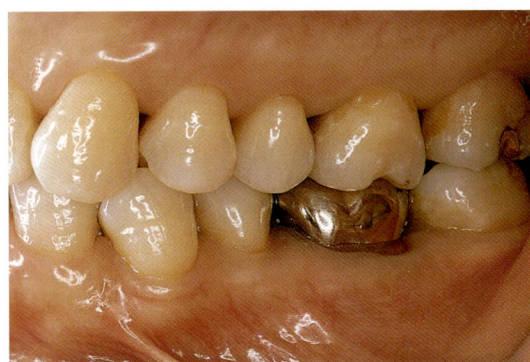

16 6̄|のインプラント部に頬舌幅径を修正した診断用ワックスアップに基づくセラモメタルクラウンを装着する

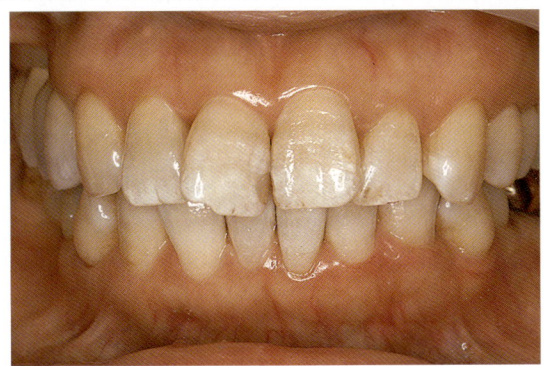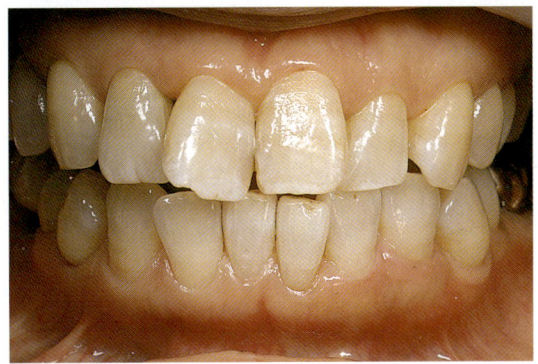

17 前方運動において1|1と同時にアンテリアティースガイダンスができるように咬合調整をした．犬歯で誘導はしているが後方のブレーシングイコライザーは付与しなかった．理由は，診断用ワックスアップによってそれを付与するためにはさらに多数歯の削除と修復が必要とされると診断したが，他の顎機能検査の結果から，修復歯を増やすことはかえって治療の予後の危険性を招くと診断したからである．リスクとして捉えメインテナンス時にチェックしていくことでそれに対応した

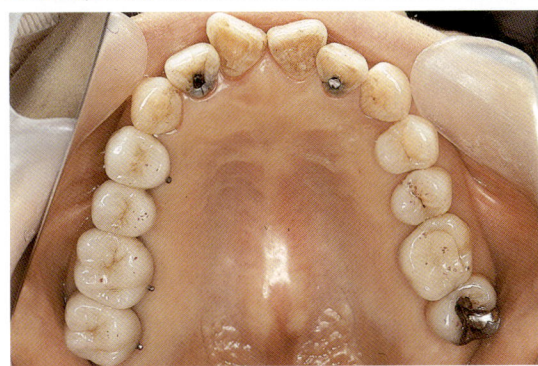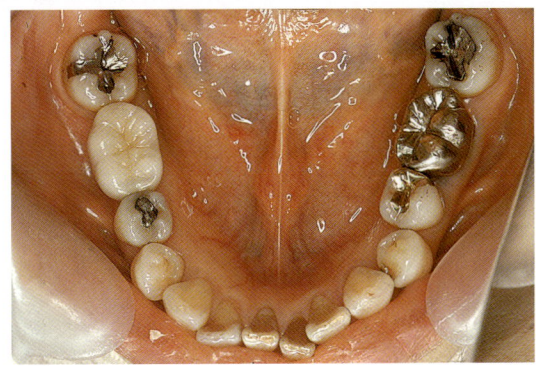

18 ブリッジ仮着時に慎重な咬合調整を行う

2 慎重な診査が診断用ワックスアップを一層効果的にしたポーセレンラミネートベニア症例

Porcelain laminate veneering case where careful examination made diagnostic waxing-up all the more effective

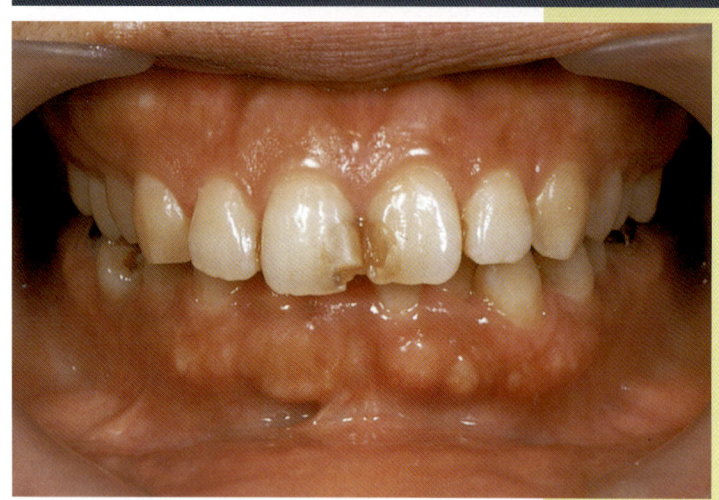

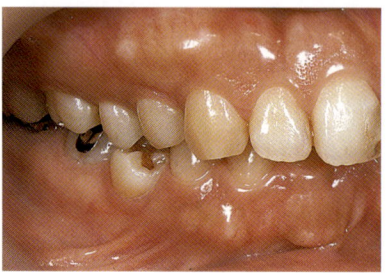 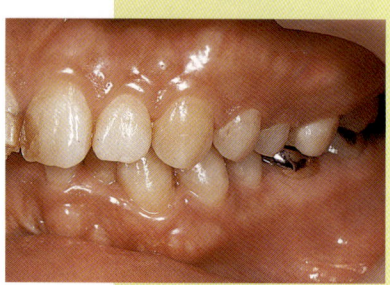

1 初診時の状態．上顎中切歯の変色したコンポジットレジンが審美的な障害となっている

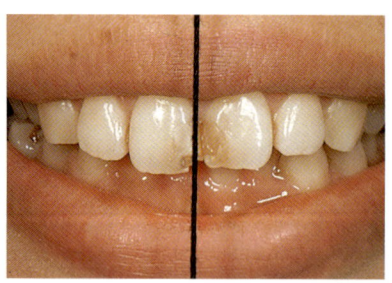

2 正中線は顔貌と口腔内で一致している

患者：35歳，女性，会社員

主訴：上顎前歯部に充填されているコンポジットレジン修復物の変色と左右中切歯の歯冠長の不揃い

所見：患者は歯科治療に対する恐怖心が強く，変色しているコンポジットレジンは約3年前から気になっていたが受診する気にならなかったということであった．今回は友人に前歯の変色を指摘されたことがきっかけとなり来院

問題点：切端平面は左側中切歯が右側中切歯に比較して約1.5～2.0mm短くなっていた．スマイルラインは，上顎右側前歯切縁を結んだラインは下口唇と調和しているが，上顎左側前歯切縁を結んだラインは下口唇とわずかに不調和である．咬合平面は切端平面が左右側で異なるため前歯部においてわずかに乱れを生じている．歯肉レベルは上顎左側中切歯の崩出異常に関連してわずかに乱れを生じているが，特に審美的に問題はない

治療計画：治療範囲は，2|から|2までの4前歯とする．

患者が歯科治療に対する恐怖心を強くもっていることから，治療内容に関する十分な説明を，患者にわかりやすく行うことが必要であった．診断用ワックスアップは三次元的な形態的シミュレーションを行うことができるため，最終的な状態を患者に理解してもらううえで大変有効である．切端平面を揃えるために|1と1|のどちらに歯冠長を合わせるべきか機能的，そして審美的な点から診査を行った．審美的には左右側どちらの歯冠長に合わせても上口唇下縁から露出する歯冠長から大きな問題を生じないことが判断された．しかし機能的には下顎前方運動時に|1と|12が関与しており，このアンテリアガイダンスを維持したうえで，|1の歯冠長を長くしてアンテリアガイダンスを左側に追加したほうがより一層安定すると診断された．

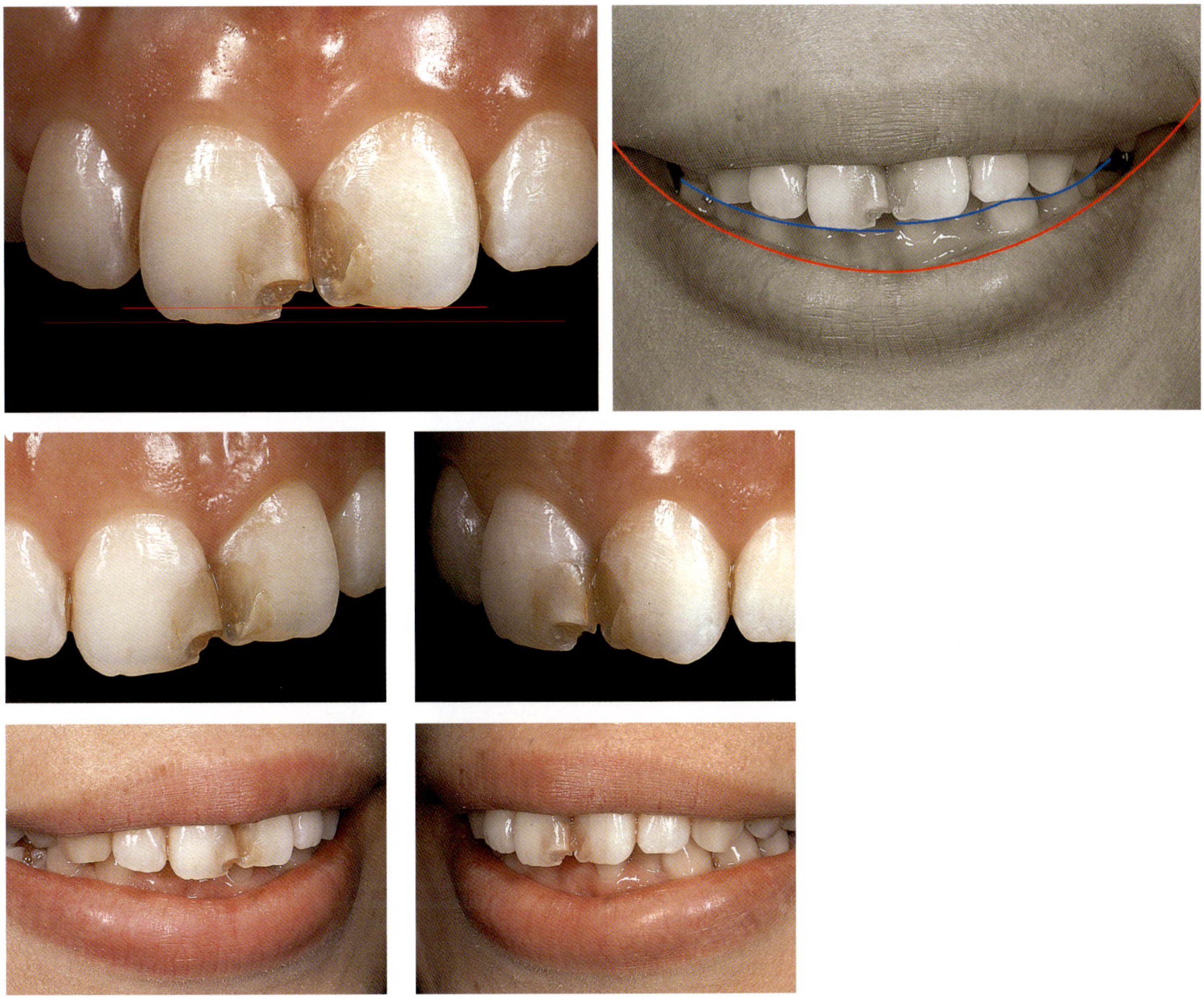

3 切端平面は左右側不揃いである．口唇との関係は上顎左側が下口唇と不調和である

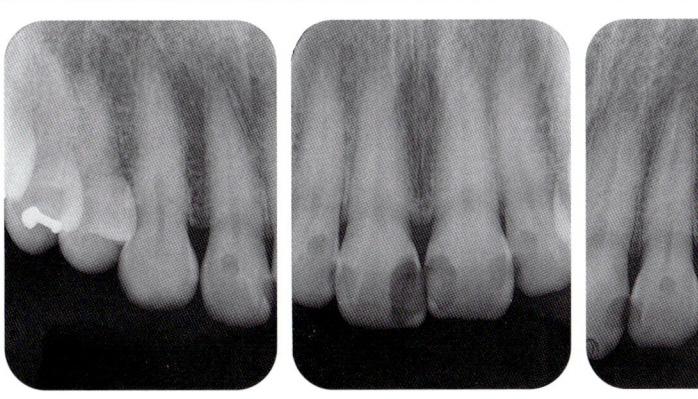

4 術前のX線写真．低位である$\underline{1}$は萌出異常であることがわかる

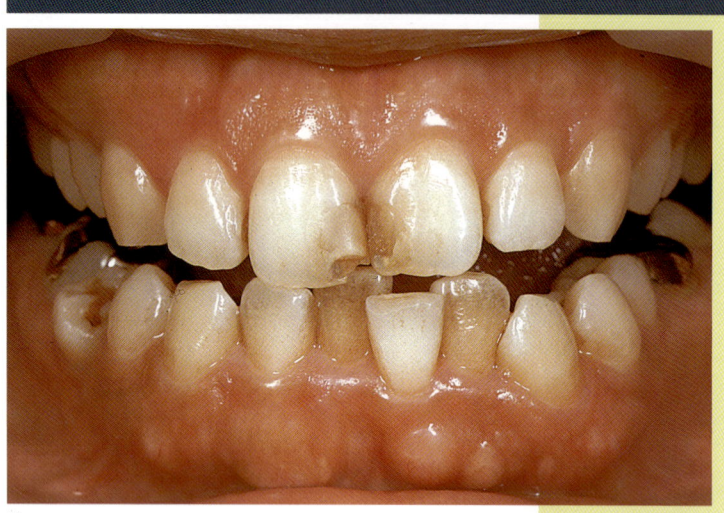

5 切端平面を揃えるために |1 と 1| のどちらに歯冠長を合わせるべきか診査を行った結果,機能的には下顎前方運動時に 1| と 2|1 とが関与しており,このアンテリアガイダンスを維持したうえで,|1 の歯冠長を長くしてアンテリアガイダンスを左側に追加したほうがより一層安定すると診断された

スマイルラインについては上顎右側前歯部切縁を結んだラインは下口唇と調和しているため 1| の歯冠長に合わせて配列することに決定した.歯肉レベルに関しては |1 の萌出が不十分であることから歯肉溝の深さを計測したが,3mm 以内で,安定していると診断された.歯の位置に関して近遠心的に問題はないが,|1 が 1| と比較して舌側に位置しており,歯冠長を 1| に合わせて長くすると下顎左側前側方運動時に干渉する可能性があると診断されたので,1| の唇側面の位置と |1 の唇側面を揃えることにした.

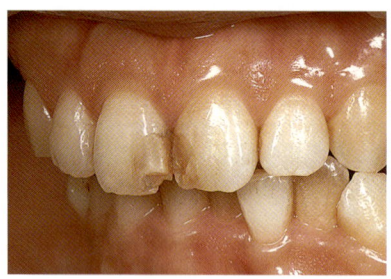
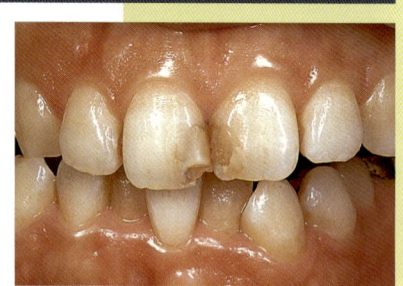
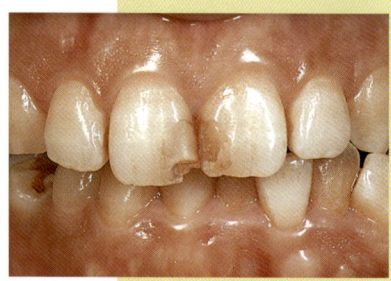

6 下顎左右側方運動時の状態.下顎左側前側方運動時に干渉する可能性があると診断されたのでアンテリアガイダンスを維持したうえで,|1 の歯冠長を長くしてアンテリアガイダンスを左側に追加したほうがより一層安定すると診断された

▶ Comment

ポーセレンラミネートベニアを用いて修復治療を行う場合,可能な限り最小の歯質削除量でエナメル質内に形成を行うことが重要である.そのためには,現在,患者の口腔内に存在する歯を対象として治療計画を立てるのではなく,診断用ワックスアップからラミネートベニア装着後の歯冠修復物の形態を決定した後に,構造的に必要な厚みを差し引いて歯質削除量を診査・診断する必要がある.本症例からは,診断用ワックスアップを行う前に患者の口腔内を審美的な部分だけでなく,機能的にも十分に診査・診断し,最終歯冠修復物の形態を決定することの重要性がうかがえる.

診断用ワックスアップを行う前の診査・診断を十分に行っておくことが,診断用ワックスアップを一層正確な最終歯冠修復物形態に近づけ,その信頼度も高いものとなる.

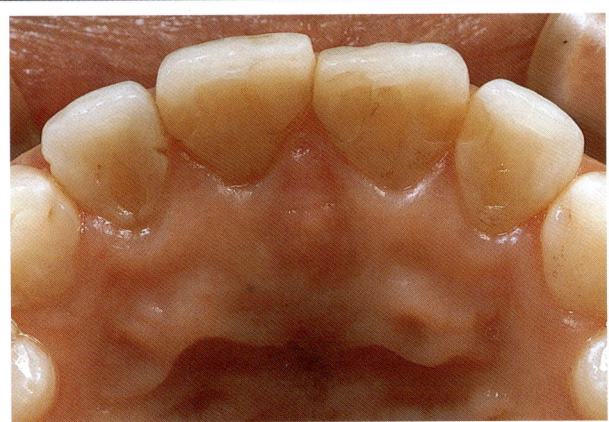

7 ⌊1 の唇側面の位置は 1⌋ の唇側面より舌側にあることがわかる

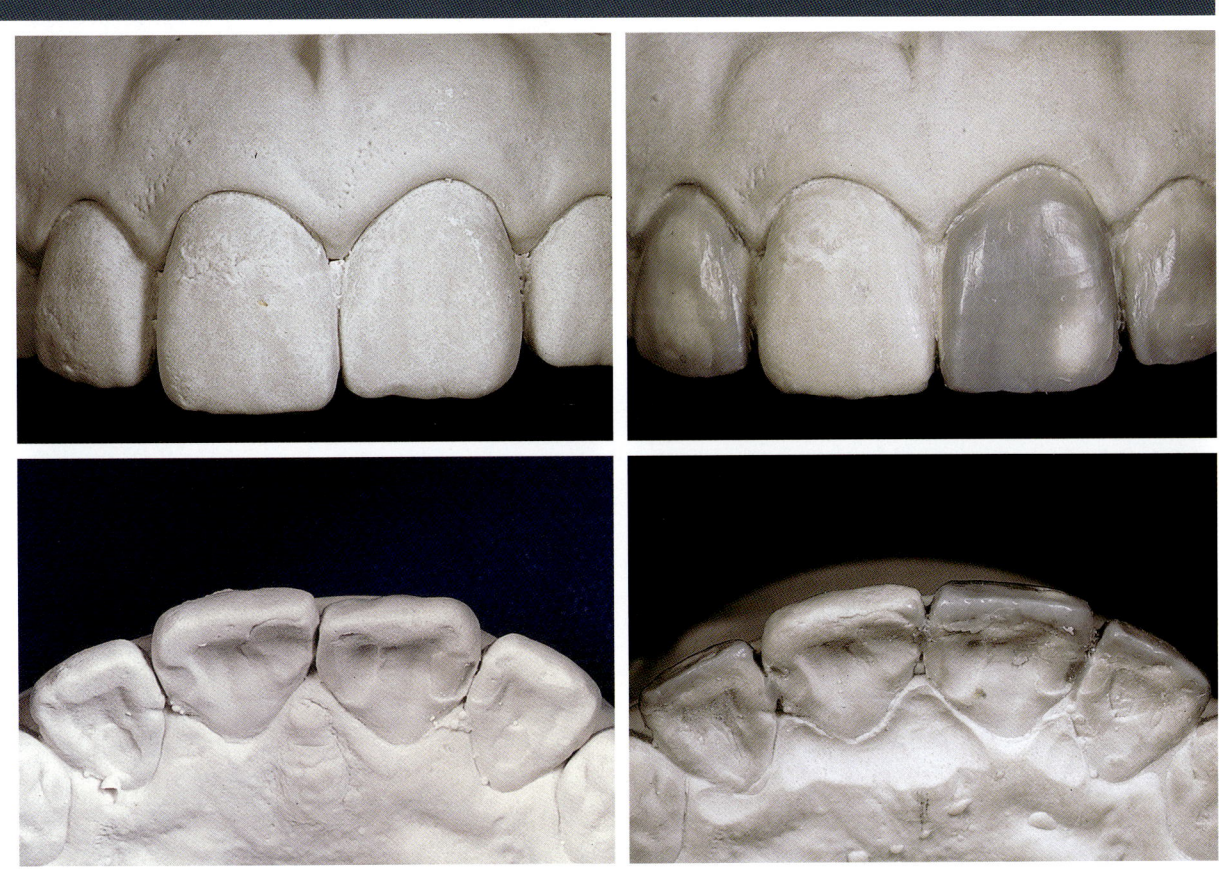

8 診断結果に基づいて診断用ワックスアップを行った．1⌋ に ⌊1 の切縁の位置を合わせた後，切端平面と咬合平面の連続性を考慮した結果，審美的に両側側切歯の歯冠長を変更するほうがよいと判断された

応用臨床例

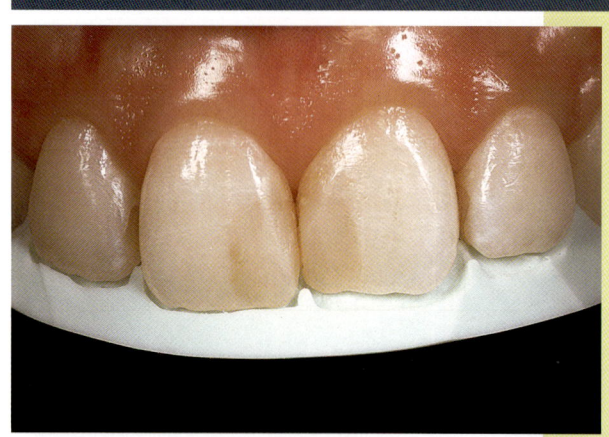

9 診断用ワックスアップされた模型に圧接して得られたシリコーンインデックスに従って支台歯形成を行う．シリコーンインデックスから上顎左側中切歯の切縁と唇側面の削除をほとんど必要としないことが診断され，支台歯形成を行った

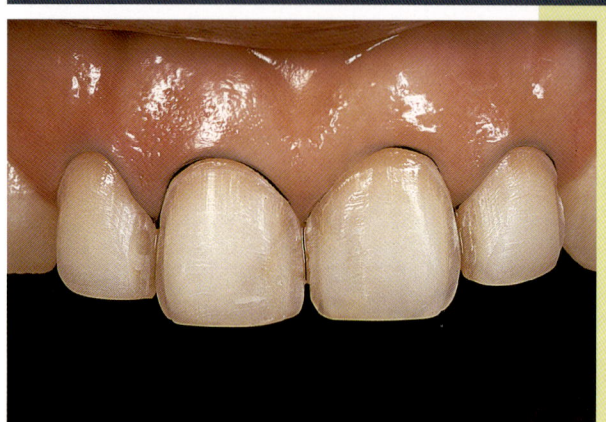 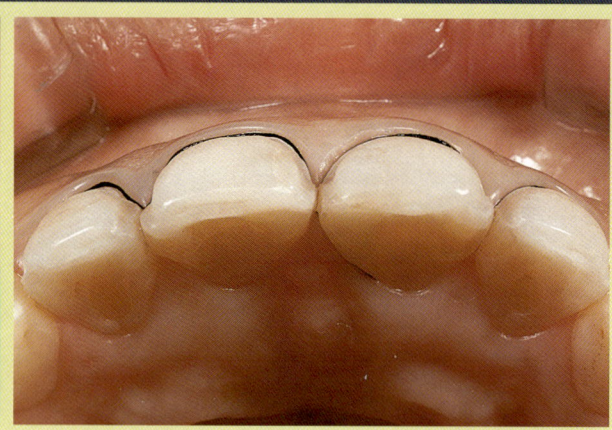

10 ポーセレンラミネートベニアのプレパレーション完成

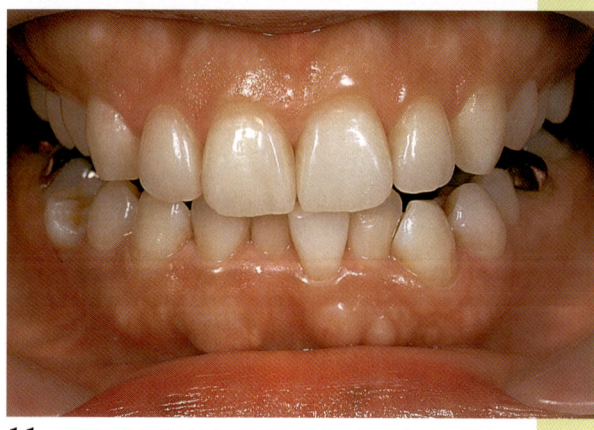 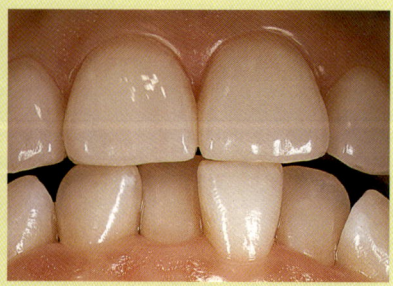

11 下顎前方運動時に|1 のアンテリアガイダンスが追加された

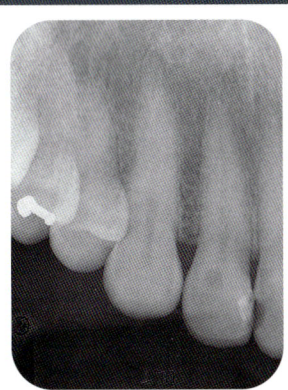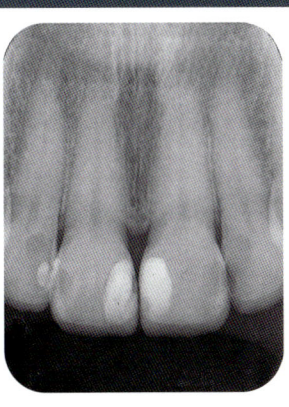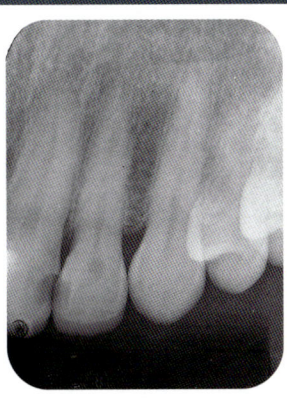

12 装着後のX線写真，最小限の歯質削除量であることがわかる

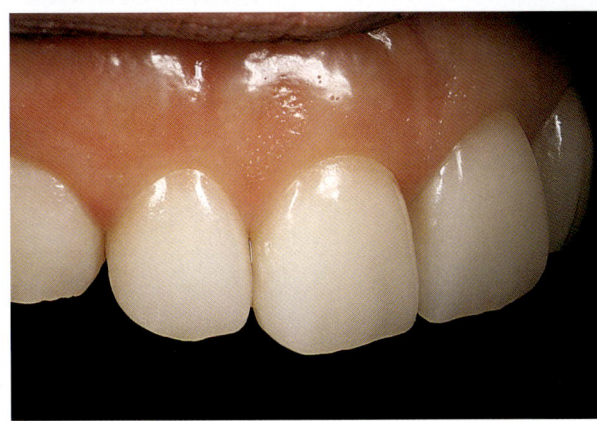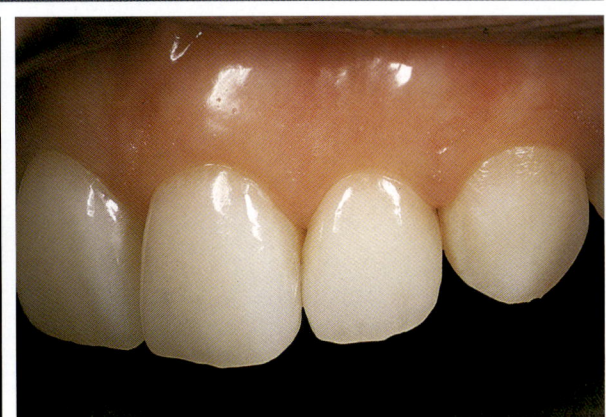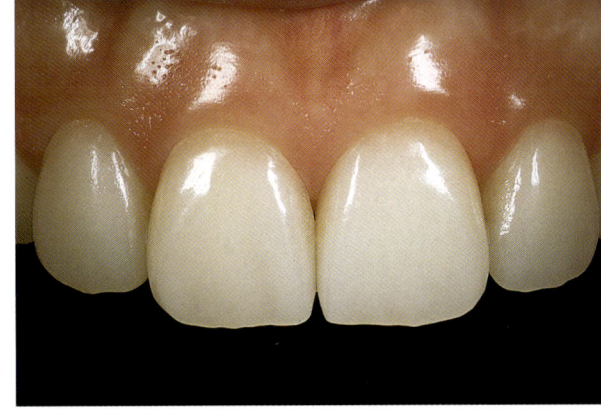

13 ポーセレンラミネートベニア装着後の状態，審美的・機能的に患者は大変満足している

3 診断用ワックスアップに基づく歯冠修復と矯正治療のインターディシプリナリーアプローチ
Interdisciplinary approach of crown restoration and orthodontic therapy based on diagnostic waxing-up

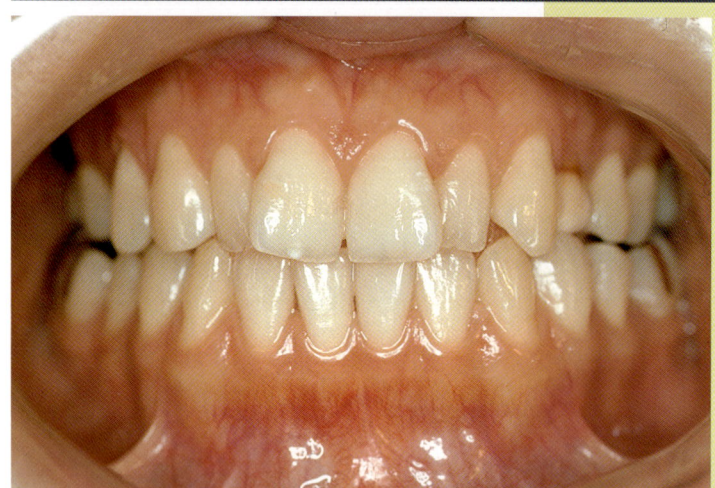
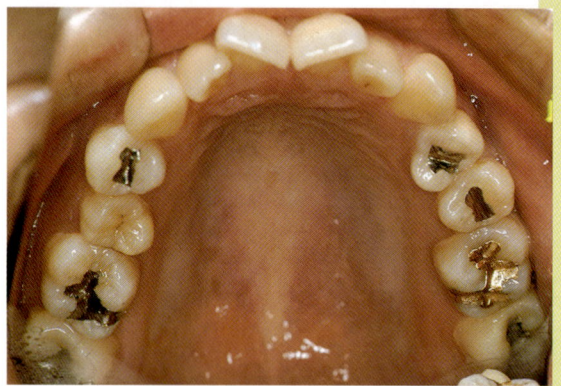
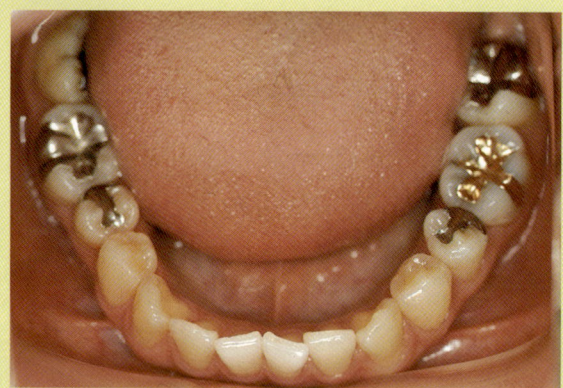

1 術前の口腔内所見．歯列弓と歯とのディスクレパンシーによる歯列の叢生が見られる

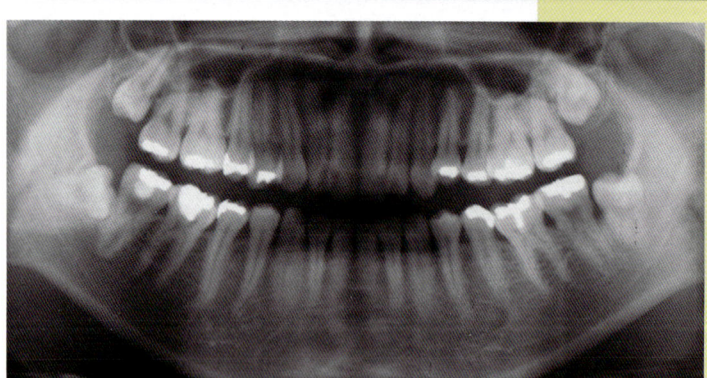
2 術前のパノラマX線写真

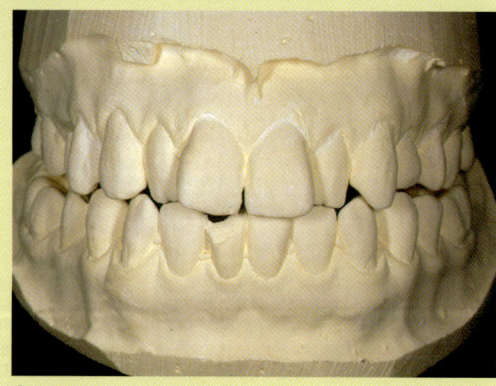
3 スタディモデル

患者：26歳，女性

主訴：歯列不正を改善したい

所見：歯列弓長径と歯冠幅径のディスクレパンシーがみられる

患者の要望：処置に関しては特になし

問題点：中切歯，側切歯とも矮小歯であり，矯正治療のみでは患者の主訴である歯列不正を改善することはできない

治療計画：本症例は，歯冠修復あるいは矯正治療それぞれ単独では，予知性のある治療を行うことが難しい．まず，矯正専門医による診断の後，セットアップ模型を製作する．もともと上顎中切歯の歯冠幅径は平均値（藤田ら1976）より狭く，また上顎側切歯も矮小傾向にあるため，上下顎犬歯を1級関係に位置づけると前歯部4前歯の歯冠幅径が不足し，スペースが生じてしまう．また，4前歯におけるゴールデンプロポーションを考えても，積極的に便宜的なスペースを4前歯に作り，そのスペースは可及的に侵襲の少ない方法にて封鎖することにした．なお，1|1 はコンポジットレジンによる修復歯であるが，ラミネートベニアによる．歯冠形態の回復が，機能的にも審美的にも望ましいと考えられた．

矯正専門医と相談し，犬歯より後方歯に対しては通法の矯正治療を行い，上顎4前歯に関しては，便宜的なスペースを作って，審美的歯冠形態をポーセレンラミネートベニアで回復することとした．

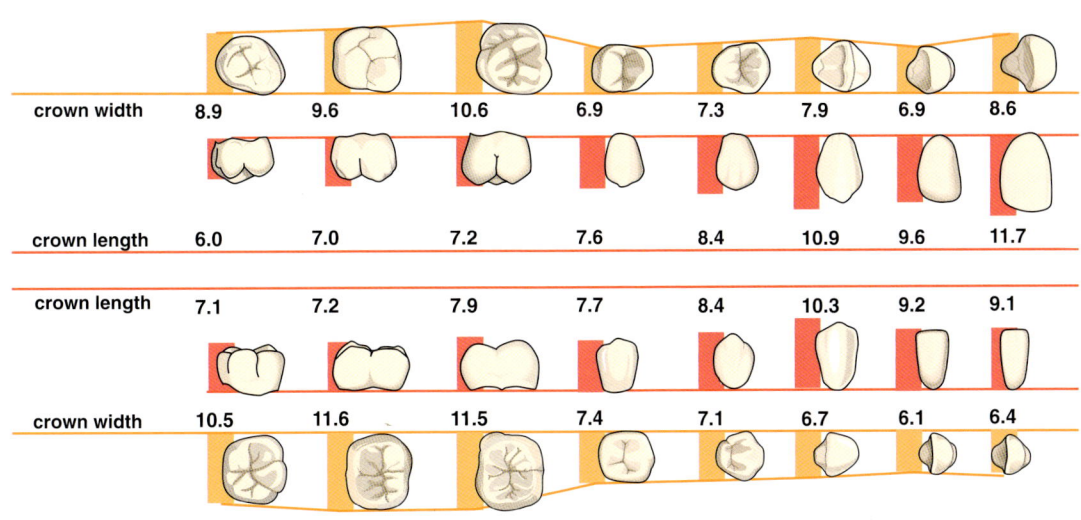

4 上下顎天然歯の歯冠長，歯冠幅型の平均値（藤田恒太郎，桐野忠大：歯の解剖学．金原出版，東京，1976．）

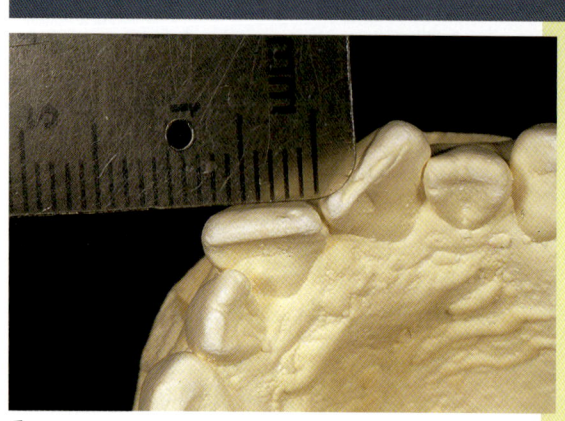
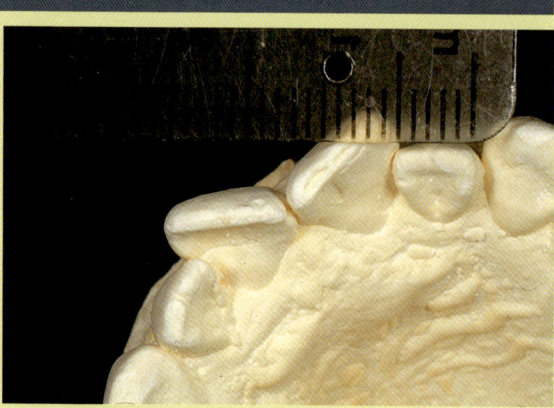

5 模型上で中切歯および側切歯の歯冠幅径を計測してみると，藤田のいう歯冠幅径の平均値と比べ，中切歯で約 1.5mm，側切歯では矮小傾向にあるため，2+2間では平均値より約 2mm も狭いことがわかる

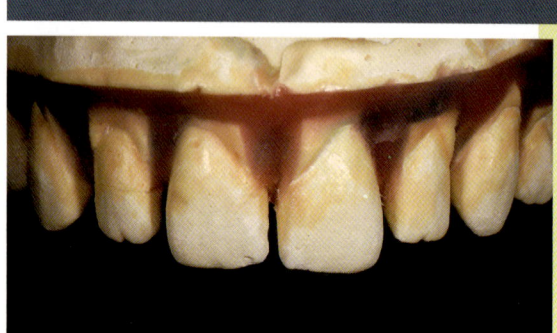
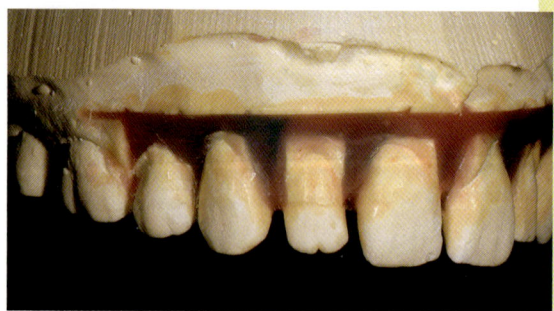
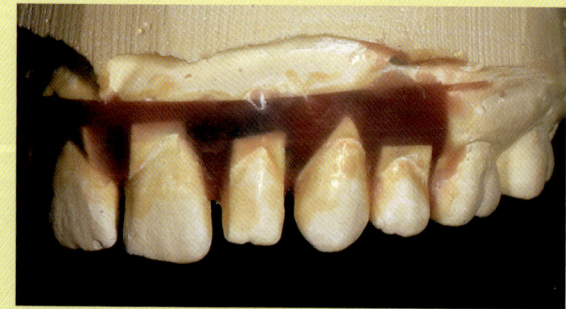

6 模型上で第一小臼歯 4 本を抜歯して矯正後の歯列をシミュレーションする

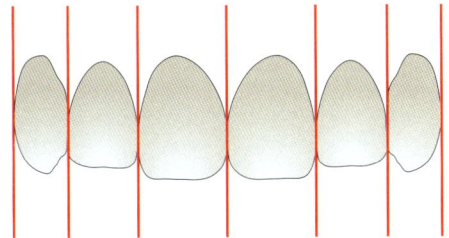

0.618　1.000　1.618

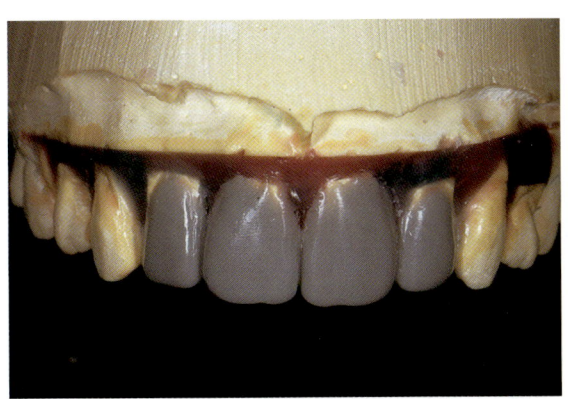
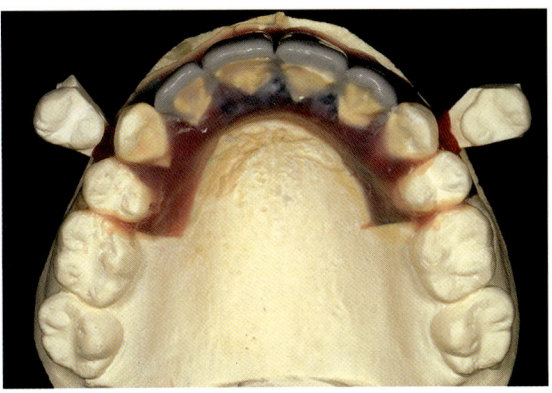

7　黄金比(ゴールデンプロポーション)を考慮しながら便宜的に2+2上顎の4前歯間にスペースを作り，診断用ワックスアップにて歯冠修復後の状態を明確にしておく

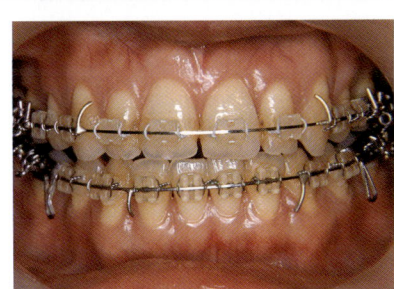

8　矯正専門医に診断用ワックスアップを基準に矯正治療を依頼する(矯正担当；菊池薫先生)

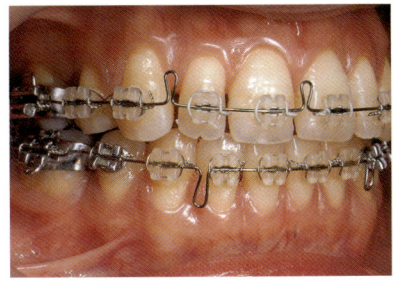
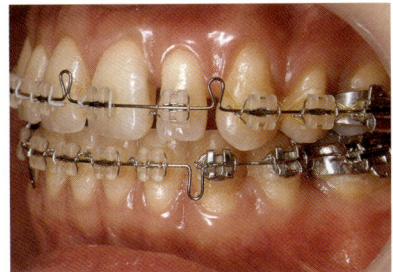

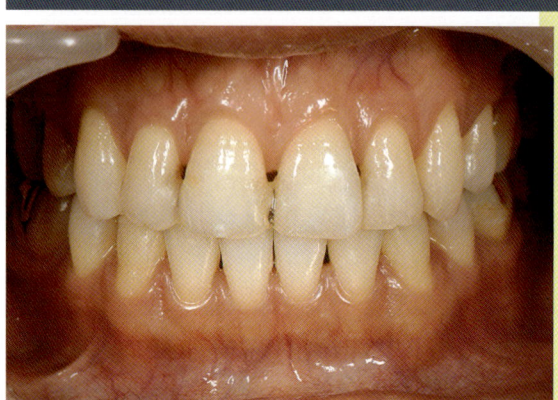

9 矯正治療により，計画したとおりの歯間離開が得られたら，保定の意味を含めて接着材で歯を連結する

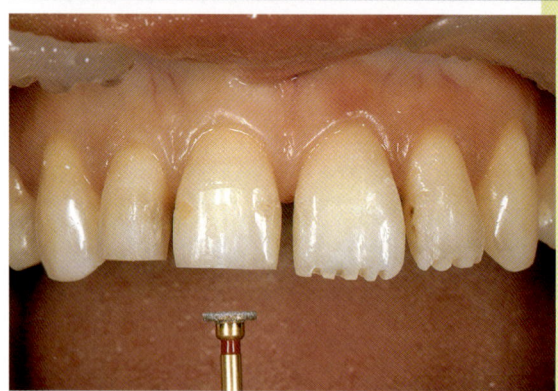

10 ラミネートベニア修復のための形成を行う

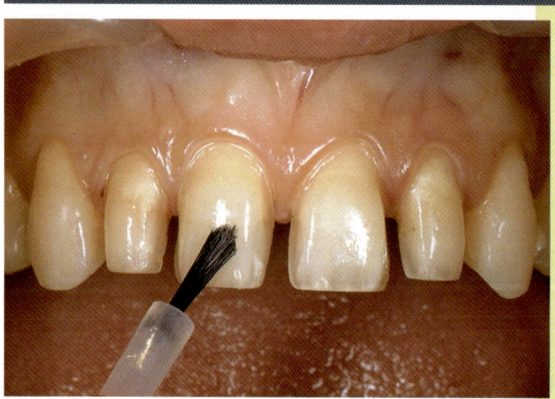

11 最大限の接着効果を得るために，形成は可及的にエナメル質内にとどめたい．装着前にボンディング処理を行っているところ

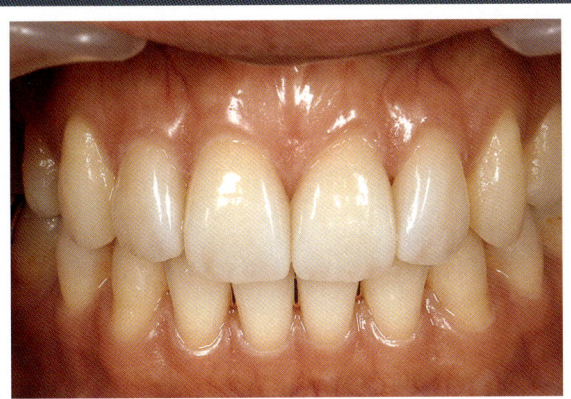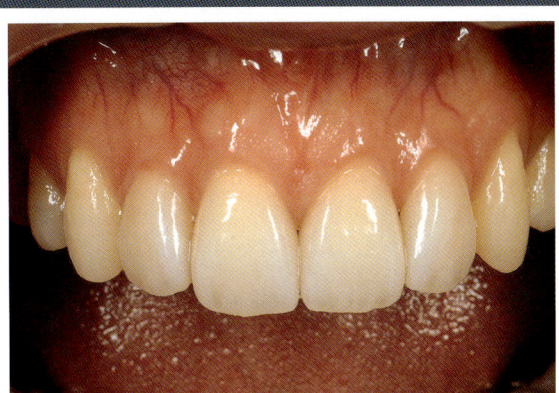

12 2+2にポーセレンラミネートベニアが装着された状態

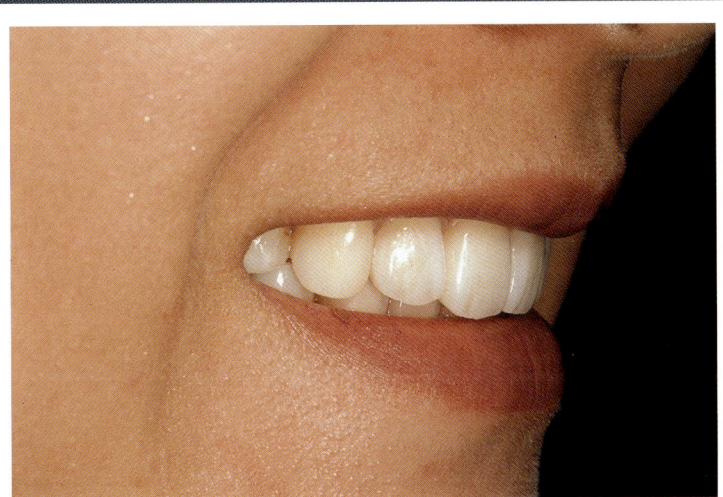

13 歯冠修復物と口唇との関係

▶ Comment

　本症例では，約3年半の矯正治療期間を経て，計画通りの2+2スペースが獲得され，約6カ月後にラミネートベニアを4前歯に装着した．このように，矯正治療が必要でありながら，かつラミネートベニアにより高度に形態修正を行う場合は，術後のシミュレーションとしての診断用ワックスアップとセットアップ模型双方の機能をもつ模型が不可欠である．これまでのようにクラウンによる歯冠修復処置のみでは，ラッピングなどのイリュージョン効果を利用して対応するしか方法がなかった．また矯正治療のみでは歯冠形態とプロポーションの改善を期待することはできなかったであろうが，両者のインターディシプリナリーな対応で，きわめて安全性高く行うことができた．しかし，このような治療計画の立案にあたっては，術前の診査，診断，とりわけ歯冠修復処置においては診断用ワックスアップが重要となる．

応用臨床例

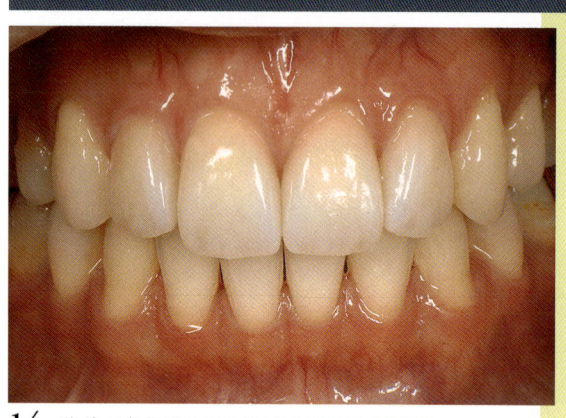
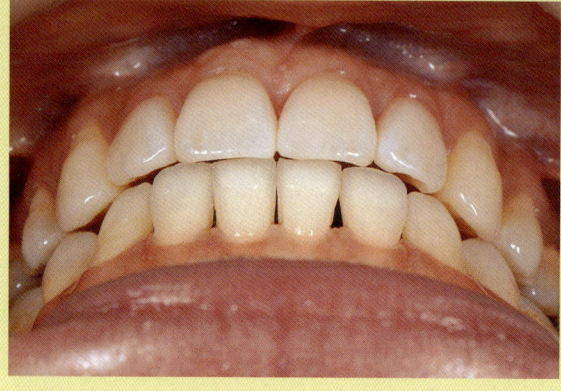

14 術後3年経過時の状態と前歯部の被蓋関係

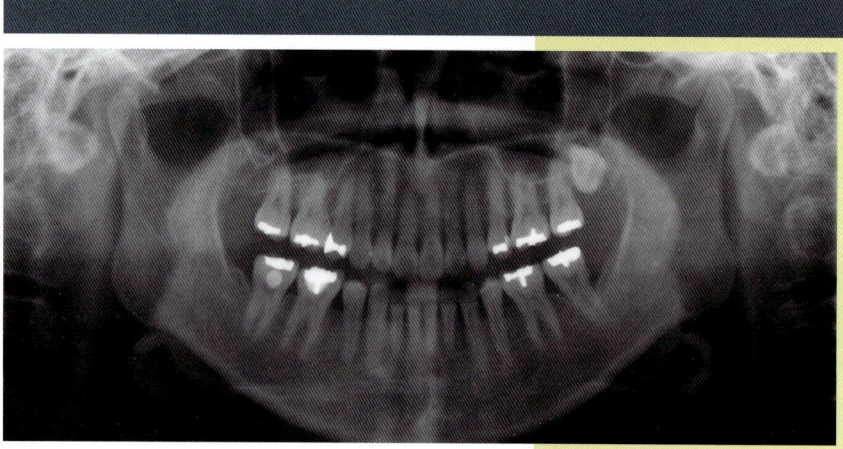

15 同時期のパノラマX線写真

参 考 文 献

Carranza Fermin A *et al.*: Carranza's Clinical Periodontology. WB Saunders, Philadelphia, 2001.

Fedi PF *et al.*: The periodontics syllabus. 4th ed. Lippincott Williams & Wilkins Pub, Philadelphia, 1985.

Kuwata M, Goldman HM: Color atlas of ceramo-metal technology Vol.1. Ishiyaku EuroAmerica Inc, St Louis-Tokyo, 1986, pp.45-62, p.110, p.155.

Lindhe J，岡本浩監訳：Lindhe 臨床歯周病学とインプラント＜第 3 版＞．クインテッセンス出版，東京，1999.

Linek HA: Tooth carving manual. Wood and Jones, Pasadena, 1949.

Rateitschak KH & EM: Color atlas of periodontology. 2nd ed. Thieme Medical Pub, New York, 1989.

Salama H *et al.*:The interproximal height of bone: A guidepost to predictable aesthetic strategies and soft tissue contours in anterior tooth replacement. PPAD, 10(9): 1131-1141. 1998.

World Workshop in Clinical Periodontics, 1996.

石田甫ほか：歯周病：新しい治療を求めて．先端医療シリーズ　歯科医学 2．先端医療技術研究所，2000.

熊谷　崇ほか：クリニカルカリオロジー．医歯薬出版，東京，1996.

熊谷　崇ほか：わかる！できる！実践カリオロジー．デンタルハイジーン別冊，医歯薬出版，東京，1999.

小出馨，佐藤利英，星久雄：咬合器を便利にするために．歯科技工，2000.

小出馨，西川義昌　編：図解・咬合採得．補綴臨床別冊．医歯薬出版，東京，2001.

小出馨ほか：初診時に 1 分間で行うスクリーニングとしての顎関節と筋の触診．第 1 回～第 5 回．補綴臨床，34(2-6)，2001.

藤田恒太郎，桐野忠大：歯の解剖学．金原出版，東京，1976.

山崎長郎ほか編著：臨床歯周補綴 II　マニュアル＆クリニック．第一歯科出版，東京，1992.

吉野敏明：*Porphyromonas gingivalis*, *Actinobacillus actinomycetemcomitans* の双方に感染した全身疾患を有する早期発症型歯周炎患者に非外科的歯周治療を行った症例．日本臨床歯周病学会会誌，19：60-65, 2001.

索 引

A
Actinobacillus actinomycetemcomitans 27, 31, 75
all-ceramic crown 10
axial contour line 45

B
Bacteroides forsythus 31
balancing & working incline 42
BOP 24, 75

C
center landmark line 48
center landmark point 48
center line 48
centric stop 74
cervical landmark line 48
　― point 48
cervical width 44
COLORWAX 69
compensaling curve 43
contact line 45
contour 42
　― creat line 45
coping 57
crown contouring 8
crown length 44, 89
crown thickness 44
crown width 44, 89
curve of Spee 43, 47
cuspal center point 57

D
diagnostic waxing-up 8, 10, 16, 22, 36
distal line angle 57

E
enbrasure 42
examination/diagnosis 15, 36

F
facial cusp line 44, 45, 46
flattening 26
foundation restoration 79
free gingival contour line 45

G
golden proportion 20
groove to antagonistic teeth cusp 43

I
incisal center point 57
incisal edge center landmark point 48
incisal edge landmark line 48
interdisciplinary approach 88

L
lactobacilli 26, 37
labial cervical line 57
line of cusp 43
line of occlusion 46
lingual cusp line 46

M
mesial and distal line angle point 48
mesial & distal marginal ridge 42
minimum intervention 80
mutans streptcocci 26, 37

O
occlusal contact 43
occlusal contour crest line 45
orthodontic therapy 88

P
polymerase chain reaction 26
porcelain laminate veneering 8
Procera-All-Ceram 13
Prophyromonas gingivalis 27, 31, 33, 35, 74
protrusive cuspal incline 43
proximal center cervical point 48
proximal center line 48
proximal center point 48
proximal cervical line 48
proximal landmark point 48
proximal marginal line 48
proximal marginal ridge line 48

R／T／W
restorative therapy 15

TBI 37
thin-scalloped 9
tooth reduction criteria 8
transitional angle line 45

Wilson curve 43, 47

あ

アキシスカントゥアライン 45, 60
アクリリックレジン 70
アマルガム充塡 79
アルジネート印象材 25, 67
アンテリアガイダンス 82, 84, 86
アンテリアティースガイダンス 81
圧釜 69
圧痛 29, 64, 76

I級関係 12
1歯単位のワックスアップ 57
イコライザー 26
イリュージョン効果 93
インサイザルエッジランドマークライン 48
インサイザルピン 10, 21, 62, 78
インターディシプリナリー 88, 93
インプラント埋入位置 39, 41, 44, 48, 49, 53
印象採得 70

ウィルソンとスピーの彎曲 11
ウィルソンの彎曲 12, 47, 58
齲蝕 53
齲蝕原性菌 37
齲蝕歯 26
齲蝕の経験 27

LB値 37
SM値 37
SCMレコーダー 33, 35, 65, 66, 76
X線診査 21, 31
エステティックマウント 19, 40, 41, 55, 56, 67
エステティックリーディングバー 56
エステファイン 69
エナメル 78
エナメルエロージョン 10, 11
エンブレジャー 60
易感染性宿主 31

オールセラミッククラウン 10, 13
オクルーザルカントゥア・クレストライン 58, 60
オトガイ孔 25
オルソパントモグラフィ 24
オンレー 38, 39, 53, 77
　　―プレパレーション 79
黄金比 20, 91

か

ガイド 17, 18, 28, 61, 62
ガイドライン 44
カリエス検査報告書 27
カリエスフリー 37
カリエスリスク 37
カリエスリスクレーダーチャート 26
カントゥア 48
カントゥアクレストライン 58, 60
解剖学的形態 47, 48
下顎運動経路 29
顎位 32, 36
顎運動 76
顎関節 36, 76, 77
　　― 28, 29, 37
　　―触診表 76
　　― CT 21
顎関節症 35, 36, 80
　　―分類 25
顎機能 36, 57
　　―検査 16, 28, 31, 36, 37, 77, 80
顆路調節 18
滑走量 29, 76
顆頭運動経路 33, 65
関節円板 31, 32, 33, 80
　　―の穿孔 29
間接法 71
顔貌 18, 53, 56
　　―写真 53
顔貌と口唇との調和 20

技工指示書 54
機能咬頭頂 58, 59
機能的滑走運動 47
臼歯咬頭 44, 45
臼歯部舌側咬頭頂 46
吸収性変化 25
矯正専門医 91
矯正治療 9, 21, 40, 88, 89
拒食症 10
筋触診 28, 29, 37, 64, 65, 76

クラウン 35, 55, 62, 93
クリック 29, 76
クレピィテーション 29, 76
クロージャーストッパー 26
クローズドロック 35

形成限界 53
形態的シミュレーション 82
顆路傾斜角の記録 54
顆路調節機構 80
顆頭位 36
現病歴 52

ゴールデンプロポーション 46, 89, 91
コンプレッション 26, 29

コンポジットレジン 17, 38, 70, 78, 79, 82, 89
口腔内写真 24, 25, 53
口腔内所見 8, 26
咬合関係 25, 60
咬合器 10, 17, 18, 19, 28, 36, 52, 53, 54, 55, 56, 57, 58, 59, 62, 63, 64
　　　―咬合器上での咬合診査 16
咬合高径 54
　　　―の低下 10
咬合触診 28
咬合診査 38
咬合性外傷 35
咬合接触点 69
咬合調整 21, 36, 57, 80, 81
咬合痛 33
咬合平面 11, 16, 18, 20, 25, 47, 54, 55, 64
咬合面小窩 58
咬合面接触 18, 38, 58, 61, 70, 80
　　　―検査 33
　　　―状態 37, 57
　　　―点 37
　　　―点診査 28
咬合様式 28
咬頭干渉 26, 35, 80
咬頭頂 57, 58, 60
咬頭隆線 59
骨格外形 57
骨吸収 35, 74
　　　―像 34
骨辺縁の平坦化 25
根分岐部病変 24

さ

サービカルランドマークライン 48
サクションキャップエフェクト 26, 28, 29
サリバテスト 26, 27, 31, 74, 75
細菌検査 31, 34
最大開口量 28, 29, 76
最大咬頭嵌合位 28, 54
作業側側方顆路角 62
錯覚 49
三角隆線 61
残存歯 41, 49, 53
残存天然歯 39

ジェントルプロービング 24
シリコーン 67, 69
シリコーンインデックス 67, 68, 71, 72, 86
ジンジバルクレストライン 58, 60
ジンジバルスキャロップ 54
歯科用材料 16
歯冠外形 8, 52, 60, 63

歯冠頰舌幅径 44
歯冠形態 18, 19, 42, 53, 57, 89
歯冠高径 44, 50
歯冠修復 16, 18, 19, 36, 37, 38, 48, 62, 88, 89, 91, 93
　　　―歯 18, 19, 44
　　　―物 49, 54, 62, 70, 84, 93
　　　―物製作 16
歯冠長 8, 19, 44, 50, 54, 57, 82, 84, 85, 89
歯間乳頭 20, 49
歯冠幅径 89
歯間離開 40, 92
軸面形態 53
歯頸部 54
歯頸部の幅径 44
歯軸 61
歯質削除 8
　　　―量 84, 87
歯質切削基準 8
歯質の実質欠損 37
歯周形成外科 53
歯周精密検査 75
歯周組織 47, 48
　　　―検査 24, 75
歯周病関連菌 27
歯周病原性菌 31, 33, 37
歯周ポケット 31, 33
矢状顆路傾斜度 62
歯髄処置 37
歯槽骨形態 24
支台歯形成 8, 16, 37, 71, 86
歯肉縁 45, 47, 54
歯肉溝 84
　　　―底 24
歯肉退縮 9, 24
歯肉の水平的位置 20
歯肉のバイオタイプ 9
歯肉レベル 8, 18, 53, 57, 61, 82, 84
修復歯 40, 41, 53, 57
修復治療 9, 15, 28, 36
小窩 57
上顎前歯切縁 44, 45
上下顎歯列関係 12
上下顎咬頭頂 46
小帯異常 24
触診 29
歯列弓 18, 20, 48, 58, 61, 88
　　　―長径 89
歯列の均衡 44, 45, 46
歯列の正中 20
歯列不正 40, 89
診断用模型 21
診断用ワックスアップ 8, 10, 11, 12, 16, 17, 18, 19, 21, 22, 36

診断用ワックスアップの製作 51, 52
審美的形態の診断 18
審美的水平面 55

スクリーニング 29, 36
スケーリング 37, 74
スケルタルテクニック 57
スタディモデル 10, 24, 25, 67, 68, 88
スタビライゼイションタイプ 64
ステレオステソスコープ 66, 76
スピーの彎曲 12, 47
スプリント 64, 67, 69
　―治療 36
スマイルデザイン 20
スマイルライン 9, 18, 20, 61, 82, 84
垂直バイトウィング 23
水平測定器 55, 67
水平的審美平面 19, 55, 56

セラミックオンレー 77, 79
セラミックス 38
セラモメタルクラウン 81
セラモメタルブリッジ 80
センターランドマークライン 48
セントリックストップ 18, 26, 38, 61, 74, 77, 78, 79, 80
セントリックバイト 21, 36, 53
セントリックラッチ 62, 63, 78
正中線 18, 61
切縁線 20
切縁レベル 8
切歯点運動 28
舌側面 25
切端平面 18, 61, 82
接着性レジン支台築造 37
選択培地 37

双指法 29
即時重合レジン 67
側方ガイド 18, 36, 57, 62
側方限界運動 28
　―路 62
側方チェックバイト 62, 78
咀嚼機能不全 10

た

ダイ模型 79
唾液緩衝能 37
多発性齲蝕 10

チェックバイト 36, 54, 55, 63, 64, 77
チェックバイト記録材 67
中心位 18, 28, 57

中心咬合位 26, 35, 62, 68, 76
聴診 28

DNA ポリメラーゼ 26
ディスクレパンシー 88, 89
ディスクルージョン 28
ディフレクション 65
デンタル X 線 10, 13, 21, 23
デンティンボンディング 92
　―システム 79
低位咬合 26
転位歯 26

トータルリスクスコア 27, 37
トランジショナルカントゥアライン 60
トランジショナルアングルライン 45
動揺 33

な

二次性咬合性外傷 32
乳酸桿菌 27, 37

は

バーティカルストップ 77
ハイクレスト 54
ハイリップ 20
パノラマ X 線 21, 24, 25
パラフィンワックス 68
破折線 79
歯のイリュージョン 49, 50
歯の解剖学 44
歯のカントゥア 48
歯の幅径 19
歯の動揺度 24, 33
半調節性咬合器 63, 68

PCR 法 26, 27
ビジュアライズ化 36
ビルドアップ 17
非機能咬頭頂 58
病態 29, 35
　―診断 32

ファンクショナルマウント 38, 58, 56, 58
フィニッシュライン 9
フェイシャルカスプライン 44, 45, 46, 58
フェイスボウ 53, 56, 63
　―トランスファー 18, 21, 36, 55, 56, 58
フッ化物 27
プラーク蓄積量 37
ブラキシズム 22, 54
ブラックトライアングル 49

ブラッシング指導 74
ブリッジ 16, 48, 53, 74, 77, 81
フレアアウト 54
プレッシャーポット 68
プレパレーション 86
ブレーシングイコライザー 17, 26, 28, 64, 77, 81
プロキシマルサービカルライン 48
プロキシマルセンターライン 48
プロキシマルマージナルリッジライン 48
プロソマチックアナライザー 33, 65
プロビジョナルクラウン 37
プロビジョナルレストレーション 10, 12, 16, 21, 41, 42, 67, 68, 70, 71, 72, 78, 79
プロポーションの改善 93
プロービング 31
　―検査 24
　―値 34
復位 29
副隆線 61
付着歯肉幅 24
部分被覆冠 39

ヘビーボディータイプ 67
ペリオテスト 26, 31, 74
平衡側側方顆路傾斜角 62
辺縁隆線 58, 59, 60
変色 82
偏心位 64
偏心運動 59

ポーセレンインレー 38, 39
ポーセレンラミネートベニア 8, 9, 38, 39, 40, 82, 84, 86, 87, 89, 93
ポストアンドコア 80
ホリゾンタルリーディングバー 56
ポリメラーゼ連鎖反応 26
ポンティック 49
萌出異常 83

ま

マウンティングストーン 69
マニピュレーション 36
ミュータンス菌 27, 74, 75

メインテナンス 22, 32, 33
メカニカルストレス 28, 29, 31, 32, 79

模型付着用石膏 67
問診票 30

や

有床義歯 53
癒着 29

予後の診断 32

ら

ラインオブオクルージョン 46
ラクトバチルス菌 74, 75
ラボシリコーン 70
ラミネートベニア 16, 84, 89, 92, 93

リスク 32, 37, 75, 81
　―の診断 31
　―ファクター 32
リンガルカスプライン 46, 58
両瞳孔線 45
臨床検査サービス会社 27
隣接面齲蝕 22

ルートプレーニング 37, 74

レジン 69, 72
　―コア 80
　―充填 79
連結冠 48

ローリップ 20

わ

ワックス 38, 58, 59, 68, 69
　―コーンテクニック 69
　―リッジ 57

【監修者・編集者略歴】

山﨑 長郎（やまざき まさお）
- 1945年　長野県出身
- 1970年　東京歯科大学卒業
- 1974年　原宿デンタルオフィス開設

西川 義昌（にしかわ よしあき）
- 1949年　大阪府出身
- 1975年　大阪歯科大学卒業
- 1980年　原宿デンタルオフィス勤務
- 1995年　鹿児島県・甑島中央診療所勤務
- 2000年　代々木上原デンタルオフィス開設

植松 厚夫（うえまつ あつお）
- 1959年　群馬県出身
- 1985年　神奈川歯科大学卒業
- 1993年　植松歯科医院開設

歯科臨床のエキスパートを目指して
――コンベンショナルレストレーション
1 診査・診断と診断用ワックスアップ　ISBN978-4-263-40616-8

2004年 6月30日　第1版第1刷発行
2008年 5月15日　第1版第3刷発行

監修　山﨑　長郎
編集　西川　義昌
　　　植松　厚夫
発行者　大畑　秀穂

発行所　医歯薬出版株式会社
〒113-8612　東京都文京区本駒込 1-7-10
TEL．(03) 5395-7638(編集)・7630(販売)
FAX．(03) 5395-7639(編集)・7633(販売)
http://www.ishiyaku.co.jp/
郵便振替番号　00190-5-13816

乱丁・落丁の際はお取り替えいたします　印刷・三報社／製本・明光社
© Ishiyaku Publishers, Inc., 2004, Printed in Japan　[検印廃止]

本書の複製権・翻訳権・上映権・譲渡権・貸与権・公衆送信権(送信可能化権を含む)は，医歯薬出版(株)が保有します．

JCLS〈日本著作出版権管理システム委託出版物〉

本書の無断使用は，著作権法上での例外を除き禁じられています．複写をされる場合は，そのつど事前に日本著作出版権管理システム(FAX. 03-3815-8199)の許諾を得てください．